AF452245

MÉMOIRES
SUR L'INOCULATION
DE LA
PETITE VÉROLE,

Lûs aux Affemblées publiques de l'Académie
Royale des Sciences les 24 Avril 1754
& 15 Novembre 1758.

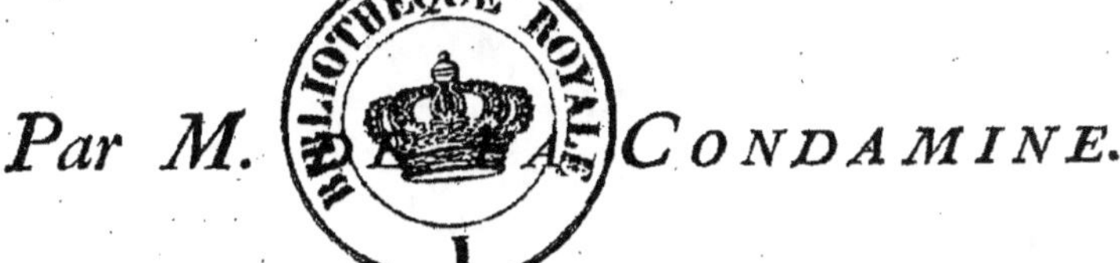

Par M. DE LA CONDAMINE.

MÉMOIRE
SUR
L'INOCULATION DE LA PETITE VÉROLE.

UNE maladie affreufe & cruelle, dont nous portons le germe* dans notre fang, détruit, mutile ou défigure un quart du genre humain. Fléau de l'ancien monde, elle a plus dévafté le nouveau que le fer de fes conquérans : c'eft un inftrument de mort qui frappe fans diftinction d'âge, de fexe, de rang, ni de climat. Peu de familles échappent au tribut fatal qu'elle exige. C'eft fur-tout dans les villes & dans les cours les plus brillantes, qu'on la voit exercer fes ravages. Plus les têtes qu'elle menace font élevées ou précieufes, plus il femble que les armes qu'elle emploie font redoutables : on voit affez que je parle de la petite vérole. *L'Inoculation*, préfervatif fûr, avoué par la raifon, confirmé par l'expérience, permis, autorifé même par la religion, s'offre à nous pour arrêter le cours de tant de maux, & femble demander à la politique d'être mis à la tête des moyens propres à conferver & à multiplier l'efpèce humaine. Qui peut nous empêcher de recueillir les fruits de ce bienfait de la providence? Tel eft l'objet des recherches qui font la matière de ce mémoire.

Je le divife en trois parties : je rapporte dans la première les principaux faits hiftoriques concernant l'Inoculation : dans la feconde, j'examine les objections que l'on peut faire contre fon ufage : dans la troifième, je tire des conféquences des faits établis dans les deux premières, & j'expofe les avantages de l'Inoculation.

---

* Les médecins font partagés fur la réalité de ce germe ; je n'entends, comme plufieurs d'entre eux, par ce mot, qu'une difpofition qui rend la plufpart des hommes fufceptibles de la petite vérole.

PREMIÈRE PARTIE.

Histoire de l'Inoculation.

LA communication artificielle de la petite vérole, opération plus généralement connue aujourd'hui sous le nom d'Inoculation, s'est pratiquée de temps immémorial en Circassie, en Géorgie, & dans les pays voisins de la mer Caspienne *(a)*. Ignorée dans la plus grande partie de l'Europe, elle étoit en usage fort près de nous, dans la province de Galles en Angleterre *(b)*. Connue autrefois, & depuis négligée en Grèce & en Turquie, elle fut rapportée à *Constantinople* vers la fin du dernier siècle par une femme de Thessalie, qui la pratiquoit avec un grand succès; mais seulement parmi le peuple *(c)*. Cet usage est très-ancien & généralement reçû dans l'isle de *Céphalonie (d)*, tant des Grecs, des Catholiques, que des Schismatiques, sujets les uns & les autres de la république de *Venise*. Il est commun en Morée & dans l'isle de *Candie*. Si nous sortons de l'Europe, nous le trouverons à *Bengale*, & depuis si long-temps établi sur la côte & dans l'intérieur de l'Afrique, à *Alger*, à *Tunis*, à *Tripoli*, qu'on ignore son origine, qui, vrai-semblablement remonte au temps des Arabes. Dès le commencement de l'autre siècle *(e)*, on communiquoit la petite vérole à la Chine, sans incision & par le nez, en faisant respirer la matière des boutons desséchés réduite en poudre. Tous ces faits étoient ensevelis dans l'oubli, lorsque

---

(a) *Extrait de la lettre d'É-manuel Timone, insérée dans les Transactions Philosophiques*, n.° 339, en latin. Elle se trouve aussi sans date, mais plus courte & en d'autres termes, dans l'appendix du voyage de *la Motraye*, qui dit l'avoir reçûe de l'Auteur son ami, au mois de mai 1712. Voyage de la *Motraye*, t. *II*, p. 98 & 115, édit. de la Haie, in-fol. Dans les *acta eruditorum* de Leipsick, du mois d'août 1714, il y a un extrait de l'*hist. de l'Inoculation*, par le même *Timone*, qu'on suppose récemment imprimée à Constantinople. Voyez aussi *Ephem. Naturæ curios.* Norimbergæ, 1717. *Cent. V. Obs. II.* communiquée par le premier Médecin du roi de Suède.

(b) Extrait des Lettres rapportées par M. Jurin à la suite de sa *Lettre à M. Caleb Cotesworth*, &c.

(c) *Voyez* l'ouvrage de Pilarini, ci-après cité.

(d) *Voy.* suppl. au présent Mém.

(e) Lett. du P. Dentrecolles, Tome XX des Lettres *édifiantes & curieuses*.

Émanuel

Emanuel Timone, Médecin Grec, membre de l'Univerſité de *Padoue* & d'*Oxford* ayant entrepris d'étendre & d'accréditer l'Inoculation, en donna une deſcription détaillée dans une lettre au docteur *Woodward*, écrite de *Conſtantinople* au mois de décembre 1713. Pendant ſept à huit ans qu'il avoit ſuivi de près cette opération dans cette capitale, il n'avoit été témoin que de deux événemens fâcheux, dont les cauſes étoient étrangères à l'Inoculation *(a)*.

Jacques Pilarini, autre médecin Grec, témoin des ſuccès de la nouvelle méthode, depuis l'année 1701, avoit long-temps refuſé de l'approuver. Enfin, ſubjugué par l'évidence, il fit l'apologie de la petite vérole artificielle dans un petit ouvrage latin, imprimé à *Veniſe (b)* en 1715, & muni de l'approbation de l'Inquiſiteur. La Theſſalienne aſſuroit avoir inoculé ſix mille perſonnes dans la ſeule année 1713. De ce nombre furent ſans doute la pluſpart des enfans des né-gocians Anglois, Hollandois, François, établis à *Conſtantinople,* ou pluſtôt à *Péra (c),* que j'ai vûs en 1732 s'applaudir d'avoir été ſoûmis par leurs parens à cette opération, la pra-tiquer ſur leurs enfans, & les préſerver par ce moyen des dangers de la pétite vérole, de ſes ſuites funeſtes, & des cicatrices qu'elle a coûtume de laiſſer. De ce nombre fut encore *Antoine*

1713.

1715.

(a) Deux enfans de trois ans, l'un & l'autre ſujets au mal caduc & aux écrouelles, à qui leurs parens avoient voulu faire inoculer la petite vérole, parurent guéris de cette mala-die, & moururent, l'un de la diſſente-rie le trente-deuxième jour, l'autre de maraſme quarante jours après l'opéra-tion. L'Auteur ajoûte, qu'on ſoupçon-na même que les parens avoient voulu ſe défaire de ces deux ſujets infirmes & incommodes. *V. not. (a) p. préc.*

(b) Nova & tuta variolas exci-tandi per tranſplantationem métho-dus. Venetiis, 1715; réimprimé avec le précédent à Nuremberg, 1717, & à Leyde, 1721, ſous le titre de *Trac-tatus bini de novâ variolas per tranſ-plantationem excitandi methodo.*

(c) Fauxbourg de Conſtantinople où réſident les Ambaſſadeurs.

On a trop légèrement avancé que les Turcs avoient adopté cette méthode, *& qu'il n'y avoit point de Bacha à Conſtantinople qui ne donnât la petite vérole à ſes enfans en les faiſant ſevrer.* La *Theſſalienne* n'inoculoit que des Grecs, des Ar-méniens & autres Chrétiens, ou ſujets du Grand Seigneur, ou nés en Tur-quie. *Pilarini,* dans ſon ouvrage ſur l'Inoculation, aſſure poſitivement que les Turcs attachés à leur dogme de la fatalité, n'avoient point encore em-braſſé cette pratique en 1715. *Soli Turcæ, utpote fati decretis addicti, minuſque dociles, hanc neglexerunt huc uſque.*

A

le Duc, autre Grec, qui, recevant en 1722 le bonnet de docteur en médecine à *Leyde*, y soûtint publiquement l'Inoculation suivant la pratique de Turquie *(a)*.

Le premier écrivain du siècle nous a depuis long temps appris que *Lady Wortley Montagu*, ambassadrice d'Angleterre à la Porte Ottomane, en 1717, femme célèbre par son esprit, eut le courage de faire inoculer à *Constantinople*, par son chirurgien, son fils unique âgé de six ans, & depuis sa fille, à son retour en Angleterre, où cet exemple fut suivi par plusieurs personnes de distinction. Ce fut à la réquisition du collège des médecins de Londres que l'expérience en fut faite *(b)* sur six criminels. Cette épreuve, en laquelle la peine de mort fut commuée, leur sauva la vie qu'ils avoient mérité de perdre. La feue Reine d'Angleterre, alors princesse de Galles, ayant tremblé pour les jours de la princesse royale, sa fille aînée, fit inoculer en 1722 *(c)* les deux cadettes, la feue reine de Danemarck & la princesse de *Hesse-Cassel.* Cette opération, qui se fit sous la direction du docteur *Sloane,* augmenta beaucoup la célébrité du nouveau préservatif; mais cet exemple, qui par-tout ailleurs eût irrévocablement fondé l'usage d'une pratique utile au genre humain, en retarda peut-être le progrès, dans un pays de factions, où la raison armée de l'évidence, quand elle est adoptée par un parti, perd infailliblement ses droits aux yeux du parti contraire. Tandis que les plus fameux médecins de la Grande-Bretagne, les docteurs *Sloane (d)*, *Fuller*, *Arbuthnot*, *Jurin*, *Mead*, *Lobb*, *&c.* favorisoient la nouvelle méthode, ou qu'ils écrivoient en sa faveur, que le docteur *Shadwel*, &c. la faisoient pratiquer sur leurs enfans, deux *(e)* médecins peu

1717.

1721.

1722.

(a) *Differt. de Byzantiná variol. insitione. Lugd. Bat. 1722*, imprimée avec deux autres dissertations de médecins de *Londres*.

(b) Relation du docteur *Jurin*, déjà citée.

(c) Le feu prince de Galles le fut depuis à Hanovre, par *M. Maitland.*

(d) Un Mémoire du docteur *Sloane*, détermina la P.^{sse} de Galles.

(e) Les docteurs *Blakmore* *Wagstaffe*, & l'apothicaire *Massey.* Le docteur *Arbuthnot*, sous le nom de docteur *Maitland*, réfuta *Wagstaffe* en 1722.

connus & un apothicaire fembloient chercher à fe faire un nom en la profcrivant. Tandis que l'évêque de *Salifbury* & plufieurs cafuiftes *(a)* foûmettoient leurs enfans à l'Inoculation, d'autres théologiens prétendoient qu'elle attiroit la colère célefte. Quelques-uns portèrent l'abfurdité jufqu'à citer pour le prouver, le grand nombre de ceux qu'emportoit la petite vérole naturelle *(b)*, & l'un d'eux eut le front de prêcher dans un fermon, à *Londres*, que le *diable avoit donné lui-même la petite vérole à Job, par ce moyen infernal (c).*

Cependant, outre les expériences de *Conftantinople*, où dans une feule année jufqu'à dix mille perfonnes avoient paffé très-heureufement par cette épreuve *(d)*, on comptoit un grand nombre de fujets inoculés en Angleterre fans accident. Le docteur *Jurin*, Secrétaire de la Société royale, en 1723 & 1724 publia divers écrits *(e)*, dont plufieurs font inférés dans les *Tranfactions philofophiques:* il y détaille les fuccès des expériences faites dans la Grande-Bretagne & dans la Nouvelle-Angleterre, avec plufieurs lettres fervant de fupplément & de preuves. On y trouve des liftes de malades & de morts de la petite vérole naturelle & de l'artificielle, avec des comparaifons de leurs effets. Quoique depuis ce temps les expériences fe foient fort multipliées, plufieurs queftions ne peuvent encore être éclaircies que par les réfultats de *M. Jurin;* c'eft lui qui, fans contredit, a répandu le plus de jour fur cette matière. Je marche fur fes traces, & fouvent je ne ferai que fon commentateur. Il réfulte de fes calculs, que d'autres beaucoup plus récens ont confirmés, qu'à *Londres*, & même dans les provinces, où le mal paffe pour être moins dangereux, il mouroit communé-

(a) Lettre de M. Amyand, rapportée par M. de la Cofte. Lettre à M. Dodard, Paris, 1723, page 69.

(b) Ils prétendoient que l'Inoculation avoit répandu la contagion, & par conféquent multiplié le nombre des morts, *M. Jurin* répondit dans le temps, que la grande mortalité de l'année 1723, qu'on appela l'année de l'Inoculation, fût en Janvier & Février, & qu'on ne commença d'inoculer que le 27 Mars, &c.

(c) Lettre à M. Dodard, page 51.

(d) Ibid. page 68.

(e) A letter to Caleb Coterfworth, an account of Inoculation. Lond. 1723, & traduction françoife de *M. Noguez* en 1725.

A ij

ment un septième, un sixième, & quelquefois un cinquième de ceux que la petite vérole naturelle attaquoit, tandis qu'à peine il en étoit mort un sur quatre-vingt-onze *(a)* de ceux qui l'avoient reçûe par insertion, quoiqu'il ne fût nullement prouvé que cette mort en eût été l'effet, & bien que la méthode ne fût pas encore perfectionnée. Dans ces commencemens, on avoit hazardé beaucoup d'expériences sur des sujets infirmes ou mal préparés. C'est dans de pareilles circonstances qu'à *Boston* dans la Nouvelle-Angleterre, de trois cens sujets, jeunes, vieux, femmes enceintes, inoculés indistinctement, depuis l'âge d'un an jusqu'à soixante-dix, avec peu de précautions, dans un temps d'épidémie & de grandes chaleurs, il en étoit mort cinq, c'est-à-dire, un sur soixante; encore *(b)* est-il plus que douteux qu'ils fussent morts des suites de l'opération. Cependant on prétendit qu'il en étoit mort un de quarante-neuf, & ce malheur étant tombé sur quelques sujets de distinction *(c)*, donna du poids aux clameurs des gens prévenus. Le magistrat intervint, l'esprit de parti s'en mêla, l'opération ne fut permise qu'avec des restrictions qui ressembloient à une prohibition. On publia qu'elle ne mettoit point à l'abri de la petite vérole naturelle, quoiqu'on ne pût produire aucun exemple pour le prouver. Les plus sages, les plus modérés, conclurrent qu'il étoit de la prudence d'attendre que le temps & les expériences multipliées eussent donné plus de lumières.

Les premiers succès de la nouvelle méthode avoient été rendus publics en France, par une lettre de M. *de la Coste*, docteur en médecine, adressée à M. *Dodard*, premier médecin de Sa Majesté, & publiée à Paris en 1723, avec privilége, sous l'approbation de M. *Burette*, docteur de la Faculté de Paris. Dans cette lettre, suivie de quelques autres de M. *Sloane*, de M. *Amyand, &c.* les avantages de l'Ino-

---

(a) Voy. Lettre de M. *Amyand*, premier Chirurgien de Sa Majesté Britannique, à M. *de la Coste*, rapportée par celui-ci dans sa lettre à M. *Dodard*.

(b) Lettre de M. *Jurin* à M. *Caleb Cotersworth*.

(c) Voy. Analyse de l'Inoculation du docteur *Kirkpatrick.* Lond. 1754, *page* 109.

culation font très-bien exposés, les listes & les calculs de M. *Jurin* font rappelés ; on y trouve des faits nouveaux, des raisonnemens judicieux, des réponses aux objections. Il y est fait mention d'une consultation de neuf des plus fameux docteurs de Sorbonne, que l'Auteur avoit eu la satisfaction de voir enfin conclurre : *qu'il étoit licite, dans la vûe d'être utile au Public, de faire des expériences de cette pratique.* La même lettre suppose que M. *Dodard* & plusieurs de nos plus célèbres médecins, tels que feu M. *Chirac*, successeur de M. *Dodard* dans la place de premier médecin du Roi, & M. *Helvetius (a)* depuis premier médecin de la Reine, l'un & l'autre de cette académie, approuvoient la nouvelle méthode. Le même ouvrage cite une lettre de M. *Astruc*, alors professeur de *Montpellier*, aujourd'hui du collège royal, & médecin consultant du roi : *Il ne jugeoit point que cette opération pût avoir aucun danger, & il paroissoit fort aisé qu'on voulût la pratiquer à Paris.*

Ce petit ouvrage, très-bon en lui-même & le premier en notre langue qui traite de l'Inoculation, est devenu très-rare. M. *Andri*, médecin de *Paris*, alors chargé des extraits des livres de médecine, n'en parla dans le journal des savans, *(janvier 1725)* qu'en passant, & avec mépris, comme d'une compilation de gazettes. Le journal de *Trévoux* en donna seul un bon extrait sans prendre aucun parti.

Les bruits faussement répandus des mauvais succès de l'Inoculation à *Boston*, pendant l'été de 1723, le nombre des morts que l'épidémie emporta cette même année à *Londres*, & que l'on mit faussement *(b)* sur le compte de l'opération, quelques malheurs causés par l'imprudence de

---

(a) M. *Helvetius* (dit M. *de la Coste* dans sa lettre à M. *Dodard*, page 54) *m'a fait l'honneur de m'écrire qu'il croit cette méthode très-utile & très-avantageuse pour l'État, & que je lui ferois plaisir de le nommer, comme quelqu'un qui souhaite très-vivement qu'on en fasse des expériences, persuadé qu'il est qu'elles* réussiront. J'ajoûte à ce témoignage de M. *de la Coste*, que je connois plusieurs illustres Membres de la Faculté qui pensent de même : les noms de M.rs *Falconet* & *Vernage* me dispensent d'en citer d'autres.

(b) An Account, &c. par *Jurin*, pag. 30. *London*, 1724, & traduction de M. *Noguez*, page 63.

jeunes gens, récemment inoculés, qui commirent des excès, avoient diminué la confiance publique. Ces bruits s'étoient répandus à *Paris*, dans le temps où l'on fongeoit à faire des expériences de l'Inoculation. Après le fuccès des épreuves faites en Angleterre, & particulièrement fur la famille royale, il étoit temps, au moins, qu'on en fît des effais en France, ne fût-ce que dans les hôpitaux. Ils euffent été favorifés par un prince *(a)*, protecteur des fciences, des lettres & des arts, qu'il chériffoit & cultivoit. Mais à peine eut-il les yeux fermés, qu'on foûtint dans les écoles de médecine une thèfe *(b)* qui fonna le tocfin contre les inoculateurs : on y traite leur opération de criminelle, ceux qui la pratiquent d'impofteurs & de bourreaux, & les patiens de dupes.

Cette thèfe porte les caractères les plus marqués d'un ouvrage de paffion : c'eft une déclamation violente, chargée d'invectives & tout-à-fait dénuée de preuves, par laquelle on prétend intéreffer la morale & la religion contre la nouvelle méthode. Aucun médecin de la Faculté de Paris, dont M. *de la Cofte* n'étoit point membre, n'avoit écrit en faveur de l'Inoculation, aucun d'eux par conféquent n'étoit intéreffé perfonnellement à la foûtenir : peut-être manquoit-on de faits & d'informations exactes pour répondre aux nouvelles objections ; les écrits de M. *Jurin* n'étoient pas encore traduits : l'Inoculation effraie la multitude ; la crainte de fe rendre refponfable de quelque fâcheux événement, empêcha fans doute nos plus grands médecins de s'oppofer au torrent. Neuf docteurs de Sorbonne, après un mûr examen, avoient décidé, comme je l'ai dit plus haut, en faveur des expériences à faire de l'Inoculation. L'approbation qu'un Inquifiteur avoit donnée à l'ouvrage de *Pilarini*, pouvoit fuffire pour raffurer les plus fcrupuleux ; mais il eft des gens, au jugement defquels un remède venu de Turquie, accueilli dans un pays proteftant, ne mérite pas d'être examiné.

(a) Monfeigneur le Duc d'Orléans, Régent de France, mort le 3 Décembre 1723.

(b) *An Variolas inoculare nefas ?* Queftio medica. *In Scholis Medicorum, 30 Decembris 1723.* Paris.

Quoi qu'il en foit, on peut juger, par une des réponfes imprimée de M. *Amyand* à M. *de la Cofte,* que celui-ci s'étoit
plaint d'être traverfé dans fes projets.

Bien-tôt après, le célèbre M. *Hecquet,* ennemi juré de
toutes les nouveautés en médecine, fit imprimer une diffterta-
tion anonyme, dont le titre feul *(a)* eft modéré. On fait jufqu'à
quel point ce docteur portoit la prévention & l'opiniâtreté.
Je n'ai pas eu le courage, je l'avoue, d'achever la lecture de
fon ouvrage: avant que de me condamner, il faudroit l'avoir
entreprife comme moi. L'Inoculation d'une maladie fur un
corps humain, pouvoit-elle n'être pas criminelle aux yeux de
celui qui femble ne pas trouver entièrement innocente l'Inoculation qui fe pratique fur les arbres? Voici le précis de fes griefs
contre la nouvelle méthode; je me fers de fes propres termes.
Son antiquité eft mal établie . . l'opération eft fauffe dans les faits,
injufte, fans art, fans loix . . elle n'évacue pas la matière de la petite
vérole . . . elle a un double caractère de réprobation . . . elle eft con-
traire aux vûes du Créateur . . elle ne préferve point de la petite vérole
naturelle . . . elle eft contraire aux loix . . . elle ne reffemble à rien
en médecine, mais bien pluftôt à la magie (a). Tel eft l'extrait
du livre & des raifonnemens du plus favant & du plus célèbre
ennemi de l'Inoculation. L'approbation du docteur *Burette,*
cenfeur royal, eft digne de remarque. Il certifie que cet
ouvrage & les obfervations qu'il contient, *font toutes conformes*
à l'ancienne pratique de la médecine. La traduction des premiers
écrits de M. *Jurin* par M. *Noguez,* médecin de *Paris,* précédée
d'une apologie de l'Inoculation, quoiqu'approuvée par le
cenfeur dès le mois de juillet 1724, ne parut qu'en 1725:
le journal des favans, au mois d'octobre de la même année,
n'en donna qu'un extrait fort court, dans lequel les preuves
de M. *Jurin* font affoiblies, & les accidens qu'il avoue font
étalés avec complaifance. Le même journal avoit donné un
extrait long & favorable de la lettre de *Wagftaffe* contre
l'Inoculation *(b).*

Tant de coups portés à la fois à la nouvelle méthode la jetèrent

____

(a) *Raifons de doutes contre l'Inoculation.* | (b) Février 1723.

1724.

1725.

dans une forte d'oubli jufqu'en 1738 *(a)*. Dans cet intervalle on inocula peu, même en Angleterre, & depuis ce temps l'hiftoire de cette pratique eft prefque inconnue en France. Les papiers publics, tous nos journaux littéraires, femblent depuis près de trente ans s'être condamnés au filence fur cet article, & je vois tous les jours avec furprife des gens fort inftruits d'ailleurs, pour qui les bruits défavorables à l'Inoculation répandus en 1724 & en 1725, font les nouvelles les plus récentes qui leur foient parvenues. On les entend dire froidement & avec ingénuité qu'aujourd'hui cette méthode eft abandonnée en Angleterre, tandis qu'elle n'y fut jamais plus accréditée. Ce n'eft pas le feul exemple qui prouve combien le Public eft mal inftruit en France des nouveautés utiles au progrès des fciences & des arts, & même au bien de l'humanité, quand elles prennent naiffance hors du royaume. Ce qui me refte à dire fur l'hiftoire de l'Inoculation, ne peut donc manquer de paroître nouveau parmi nous *(b)*.

Tandis qu'elle fembloit perdre du terrein en Europe, elle faifoit de nouvelles conquêtes en Afie. L'épidémie de 1723, qui fut le fléau de l'Europe & de l'Amérique, fit apparemment le tour du monde, & ce n'eft pas l'unique exemple *(c)*. Les Tartares, chez qui la petite vérole n'eft pas commune, en furent infectés; la plufpart des adultes en mouroient. Le P. *Dentrecolles*, miffionnaire jéfuite, dans fa lettre très-curieufe du 11 mai 1726 à *Pekin*, rapporte *(d)* qu'en 1724 l'empereur de la Chine envoya des médecins de fon palais en Tartarie, pour y *femer* la petite vérole artificielle; c'eft le nom que les Chinois donnent à leur méthode d'infertion, dont nous dirons un mot en fon lieu. Sans doute le fuccès des médecins Chinois fut heureux, puifqu'ils rapportèrent beaucoup de chevaux & de pelleteries, qui font les richeffes & la monnoie des Tartares.

(a) *Analyfe de l'Inoculation du docteur Kirkpatrick.*

(b) Ceci étoit exactement vrai lorfque ce mémoire fut lû en Avril 1754.

(c) Voy. *Tourn. hift. du voyage à l'Équ.* Paris, 1751, p. 103 & 104.

(d) *Lettres édifiantes & curieufes,* tome XX.

D'un

D'un autre côté, la pratique de l'Inoculation à la manière d'Europe se perfectionnoit dans le silence pendant le temps de sa disgrace: ses progrès étoient moins divulgués, mais elle n'avoit pas laissé de se répandre en divers endroits de l'ancien & du nouveau monde *(a)*.

J'ai dit ailleurs *(b)* comment dans ce même temps à peu près, un missionnaire carme des environs de la colonie portugaise du *Grand-Parà*, dans l'Amérique méridionale, voyant tous les Indiens de sa mission emportés l'un après l'autre par une petite vérole épidémique, sans qu'un seul en réchappât, avoit sauvé tous ceux qui lui restoient, en hazardant sur eux la méthode de l'Inoculation, dont il n'avoit qu'une connoissance très-superficielle par une gazette d'Europe. J'ai dit que son exemple avoit été suivi, non moins heureusement, par un de ses confrères, missionnaire sur les bords de *Rio-Negro*, & par quelques Portugais du *Parà*. J'ai depuis appris, par une lettre de cette ville, que dans une nouvelle épidémie qui désoloit la province en 1750, le même préservatif avoit produit le même effet.

Mais il avoit déjà repris le dessus dans la Nouvelle-Angleterre depuis dix à douze ans. Une épidémie terrible ravageoit la Caroline en 1738; tous les malades succomboient sous la violence du mal: alors on se ressouvint de l'efficacité du remède négligé depuis 1724: on eut de nouveau recours à l'Inoculation, qui réussit mieux que jamais, puisque dans les chaleurs ardentes des mois de juin, juillet & août, temps le plus contraire aux maladies inflammatoires, & dans un pays où cette méthode avoit moins bien réussi qu'en Europe, de mille personnes inoculées, il n'en mourut que huit, ce qui n'est qu'un sur cent vingt-cinq *(c)*. Il y a beaucoup d'apparence que dans les expériences faites en Amérique sur une

1726.
1727.
1728, &c.

1738.

(a) J'ai déjà remarqué que le Prince de Galles fut inoculé à Hanovre quelques années après les P.ses ses sœurs: il se fit plusieurs autres inoculations dans cet électorat, ainsi qu'en diverses villes d'Allemagne, mais cela n'eut point alors de suite.

(b) Relation du Voyage de la rivière des Amazones : Mémoires de l'Académie des Sciences, 1745.

(c) The analysis of Inoculation, by J. Kirkpatrick, pag. 110, 111, &c.

1738. multitude de nègres efclaves, on avoit moins apporté de précautions dans la préparation des fujets que dans les opérations faites en Europe fur des hommes libres, dont la vie étoit plus précieufe : d'ailleurs la plufpart des nègres font infectés originairement d'un virus vénérien qu'ils apportent de leur pays, ce qui rend beaucoup plus difficile le choix des fujets propres à l'Inoculation.

Les nouveaux fuccès de cette pratique dans la Caroline en 1738, n'approchent pas de ceux qu'elle eut la même année en Angleterre, lorfqu'on recommença de la pratiquer. De près de deux mille perfonnes inoculées depuis douze ans à *Winchefter* & aux environs dans les comtés de *Suffex* & de *Hampton*, &c. il n'eft mort, fuivant le rapport du docteur *Langrish*, que deux femmes enceintes, que leurs médecins diffuadoient de s'expofer à l'Inoculation *(a)*.

1746. L'année 1746 fut à *Londres* l'époque de la fondation d'une maifon de charité ; tant pour inoculer la petite vérole aux pauvres, & diminuer par ce moyen la dévaftation qu'elle fait de l'efpèce humaine, que pour fecourir ceux que cette maladie attaque naturellement. C'eft dans l'églife de cet hôpital ; c'eft dans la même chaire où trente ans auparavant l'Inoculation avoit été traitée d'ouvrage du démon, que le docteur *Madox*, Évêque de *Worcefter*, a prêché depuis deux ans ce fermon célèbre, & plufieurs fois réimprimé, par lequel il excite la charité de fes concitoyens en faveur de cette pratique, dont il démontre les avantages. Les notes jointes à ce fermon, & l'ouvrage que M. *Kirkpatrik* vient de publier, nous apprennent que de trois cens neuf fujets, la plufpart adultes, foûmis à cette épreuve dans le nouvel hôpital, & que de quinze cens perfonnes inoculées par trois différens praticiens, c'eft-à-dire de dix-huit cens neuf, il n'en eft mort que fix, ce qui ne fait pas un fur trois cens ; que M. *Winchefter*, chirurgien de l'hôpital des *Enfans-trouvés*, n'a perdu qu'un enfant fur cent quatre-vingt-fix ; & que de trois cens foixante-dix autres expériences qu'il a faites ailleurs, une feule avoit été malheureufe. M. *Frévin* affure que

(a) Analyfis Kirkpatrick's, ibid.

fur plus de trois cens Inoculations faites à *Rye*, une feule avoit mal réuffi. Il eft vrai qu'à *Salifbury*, quatre perfonnes étoient mortes fur quatre cens vingt-deux, & trois à *Blandfort* fur trois cens neuf.

Au mois de novembre 1747, M. *Ranby*, premier chirurgien de S. M. B. avoit inoculé huit cens vingt-fept fujets *(a)*; fes expériences, toutes heureufes, montoient à la fin de 1752 à plus de mille *(b)*. La différence des fuccès peut être attribuée en partie, au plus ou moins de malignité de l'épidémie, en partie au plus ou moins de précautions prifes pour préparer & pour gouverner les malades, enfin aux différens degrés d'expérience & d'habileté des inoculateurs, mais furtout à la maxime de ne pas hazarder l'Inoculation fur des fujets mal conftitués, mal fains, ou foupçonnés d'autres maladies; attention que la Grecque de *Conftantinople* portoit jufqu'au fcrupule, & à laquelle elle attribuoit la conftance de fes fuccès.

En réfumant les faits précédens, & plufieurs autres dont j'omets le détail, je trouve qu'à tout prendre fur trois cens feize inoculés *(c)*, il n'en eft mort qu'un.

En 1748, le docteur *Tronchin*, Génevois, infpecteur du collége des médecins d'*Amfterdam*, ayant été fur le point de perdre un de fes fils de la petite vérole naturelle, prit le parti d'inoculer fon aîné; ce fut la première inoculation faite en Hollande. Elle fut fuivie de neuf autres, que M. *Tronchin* dirigea: deux ans après il en recommanda l'ufage à Genève, fa patrie.

1747.

1748.

(a) Lettre particulière de M. *Trembley* à l'auteur de ce Mémoire.

(b) Sermon de M. l'*Évêque de Worcefter*. En 1754, fuivant M. *Kirkpatrick*, M. *Ranby* en avoit inoculé douze cens avec fuccès, & M. *Midleton*, fur huit cens, n'avoit perdu qu'un malade.

(c) M. *Maty*, à qui je fuis redevable d'un grand nombre d'obfervations judicieufes, m'a fait apercevoir que dans le nombre des quinze cens inoculés par trois différens praticiens, une partie des mille inoculés que j'attribue à M. *Ranby* eft comprife, & qu'ainfi j'ai fait un double emploi; mais comme M. *Ranby* & plufieurs autres célèbres praticiens ont continué d'inoculer depuis avec un égal fuccès, que je n'ai point fait mention des trois cens efclaves qu'un ami du docteur *Mead* lui écrivit avoir inoculés lui-même, en l'ifle de S.ᵗ-*Chriftophe*, fans en avoir perdu un feul; & qu'enfin les expériences heureufes fe multiplient de jour en jour, je puis ne rien changer au réfultat de mon calcul, que je pourrois même rendre plus avantageux à l'Inoculation.

B ij

1750.   Ce fut en 1750 que cette république où fleuriſſent les arts, & où le zèle du bien public eſt une vertu commune à tous les citoyens, adopta la pratique de l'Inoculation. M. *Calendrini*, mathématicien célèbre, & l'un de ſes premiers magiſtrats, en donna l'exemple ſur ſon fils. Nul événement funeſte n'a depuis cauſé de regrets : c'eſt de quoi l'on peut ſe convaincre par la lecture d'un traité court & précis de la petite vérole inoculée, dont je remarque qu'aucun de nos journaux n'a donné d'extrait : il eſt de M. *Butini*, jeune docteur en médecine de la Faculté de *Montpellier*, aggrégé à *Genève* (a). J'en ai tiré beaucoup d'éclairciſſemens & de faits, ainſi que du mémoire de M. *Guyot*, inſéré dans le Tome II des Mémoires de l'académie royale de chirurgie, & d'une lettre du même, dont j'ai eu communication. La même année, l'Inoculation fut introduite en Italie par le docteur *Peverini*, alors médecin de *Citerna*, dans l'État eccléſiaſtique, avec des circonſtances ſi heureuſes & ſi ſingulières, qu'il faut les lire dans la relation originale (b) : pluſieurs de ſes Confrères l'imitèrent, & il y eut plus de quatre cens perſonnes de tout âge inoculées heureuſement dans ces cantons.

1753.   L'année dernière 1753, les Inoculations recommencèrent à *Amſterdam* avec l'épidémie, & les familles les plus illuſtres de la *Haye* furent les premières à ſuivre l'exemple de M. *Tronchin*. Le ſuffrage de M. *Swenke*, profeſſeur d'anatomie, & médecin diſtingué dans ſa profeſſion, & la continuité des

1754.   ſuccès, répandirent la méthode dans pluſieurs villes de Hollande. La Suiſſe, ainſi que l'Angleterre, en eſt redevable à l'exemple d'une mère tendre : une dame de *Lauzane*, voyant que ſon fils ne prenoit pas la petite vérole de ſes deux ſœurs qui l'avoient, la lui communiqua par la voie de l'inſertion.

J'ai reçû, pendant que je travaillois à ce mémoire, la *nouvelle Analyſe ou Traité complet de l'Inoculation, dédié à S. M. B.* que le docteur *Kirkpatrick* venoit de publier à *Londres* (1754) & dans lequel il réſume ce qui s'eſt écrit pour &

(a) Imprimé à *Paris* chez Hériſſant, 1752.
(b) *Voy.* le Supplément au préſent mémoire, inſéré à la ſuite de celui-ci.

contre fur ce fujet en Angleterre, y joint fes propres réflexions, & répond à toutes les objections: j'ai profité de plufieurs de fes remarques. J'efpère que cet ouvrage ne tardera
pas à paroître en notre langue.

Telles ont été depuis trente ans les viciffitudes de fortune
de la fameufe méthode de l'Inoculation. L'émétique & le
quinquina n'ont pas moins éprouvé de contradictions avant
que leur efficacité fût généralement reconnue.

Mais avant que de paffer outre, donnons une idée diftincte
de l'Inoculation & des différentes manières de la pratiquer à
ceux qui ne la connoiffent qu'imparfaitement: c'eft une partie
effentielle de fon hiftoire.

La petite vérole artificielle eft vrai-femblablement plus
ancienne à la Chine qu'ailleurs. Le P. *Dentrecolles* remarque
dans fa lettre déjà citée, que fi cette coûtume fût venue
de Circaffie ou des environs, à la Chine, elle fe feroit
vrai-femblablement étendue d'abord dans fes provinces
occidentales, & les plus voifines de la mer Cafpienne, au
lieu que c'eft à l'autre extrémité de cet empire, du côté de
l'orient, & dans la province de Kiangnan, fur la mer du
Japon, que la méthode de *Tchang-teou*, c'eft-à-dire, de
femer la petite vérole, eft plus anciennement connue. Les Chinois
infèrent dans le nez des enfans une tente de coton impre-
gnée de la matière des puftules defféchées de la petite vérole,
réduites en poudre. On fit cette épreuve en Angleterre en
1721, fur une fille condamnée à mort *(a)*; elle fut plus
malade que tous les inoculés par la voie ordinaire, & la
pratique chinoife, dont le P. *Dentrecolles* rapporte trois
recettes différentes, fut jugée dangereufe.

En Grèce, ainfi qu'en Turquie, on introduifoit la matière
liquide encore chaude, tirée quelques momens auparavant
des boutons d'une petite vérole naturelle & bien conditionnée,
dans fept ou huit piqûres faites en différentes parties du corps,
avec plufieurs précautions fuperftitieufes, accompagnées
d'offrandes de cierges, par le moyen defquelles *Timone* foup-

(a) *Butini*, Traité de l'Inoculation, *page 89.*

B iij

çonne que la Grecque inoculatrice se concilioit les prêtres grecs, qui lui fournissoient une multitude prodigieuse de sujets à inoculer *(a)*.

Le même *Timone* décrit la différente manière d'opérer, de deux vieilles grecques, l'une de *Philippopolis* un peu plus simple dans son procédé, l'autre de *Thessalonique* qui joignoit la charlatanerie à la superstition, mais qui, plus habile que ses compagnes, avoit remarqué, comme les Chinois, qu'il étoit indifférent de se servir, pour inoculer, de la matière prise d'une petite vérole naturelle ou artificielle. *La Motraye* rapporte la manière dont il a vû faire l'opération en Circassie, par une vieille femme, à peu près comme à *Constantinople*. Elle ne faisoit que de simples piqûres sur différentes parties du corps avec trois épingles liées ensemble. On portoit le patient, comme on le pratique encore en Barbarie *(b)*, chez un malade de la petite vérole naturelle: cet usage est dangereux, en ce que l'Inoculé s'expose à recevoir la maladie par contagion, avant que l'insertion ait produit son effet; mais cette conformité de pratique entre les Circasses & les Barbaresques, peut faire présumer que parmi le grand nombre d'esclaves de Circassie qui composoient les milices du *Caire*, sous le nom de *Mamelus*, quelques-uns auront porté cette coûtume de leur pays en Égypte, d'où elle a pû se répandre à *Tripoli*, à *Tunis*, à *Alger*, & dans l'intérieur de l'Afrique.

Dans la province de Galles, on procédoit avec beaucoup moins d'appareil; les écoliers se donnoient la petite vérole les uns aux autres, en se piquant avec une aiguille, ou seulement en se frottant le bras ou la main jusqu'au sang sur des boutons d'une petite vérole qui commençoit à sécher *(c)*: l'acquéreur donnoit deux ou trois sols à celui dont il empruntoit

---

(a) Quin & fortè tributo cereorum clerum sibi conciliat; innumeros enim quos inoculet, eosque commendatos ab ipsis sacerdotibus Græcis, quotidie habet, ita ut vix possit multitudini sufficere. Dissert. hist. du docteur *Timone. Voy.* Appendix des voyages de *la Motraye*, Tome II.

(b) Voy. le certificat de *Cassem-Aga*, envoyé de *Tripoli*, rapporté par M. *Scheutzer*.

(c) Voy. Lettres rapportées par M. *Jurin*.

la matière, & cet usage n'avoit pas d'autre nom dans le pays que celui *d'acheter la petite vérole*. Une longue expérience a fait donner en Angleterre la préférence à la méthode suivante, long-temps pratiquée par M. *Ranby*, & depuis suivie à Genève avec le plus grand succès, tant sur les enfans que sur les adultes jusqu'à l'âge de trente ans *(a)*.

(b) Après avoir préparé le sujet pendant quelques jours par un régime & des remèdes convenables, tels qu'une diète modérée, un ou deux légers purgatifs, une saignée si le cas le requiert, & quelquefois des bains; on fait aux deux bras, dans la partie externe & moyenne au dessous du tendon du muscle deltoïde, pour ne point gêner la liberté des mouvemens, une incision longue d'un pouce tout au plus, en sorte qu'elle entame à peine la peau *(c)*. On insère dans l'incision un fil de la même longueur, impregné de la matière d'un bouton mûr & sans rougeur à sa base, d'une petite vérole, soit naturelle, soit artificielle, prise d'un enfant sain. On a reconnu que cette matière conserve son efficacité pendant plusieurs mois, & de l'automne au printemps: les Chinois avoient fait la même remarque. On lève cet appareil après quarante heures *(d)*, & l'on panse les plaies une fois par jour. Quoique les premiers jours après l'opération le malade soit en état de sortir, on lui fait garder la chambre & continuer le régime; on le met au lit le six ou le septième jour quand la fièvre survient; elle est rarement accompagnée d'accidens graves, mais tous les symptomes cessent par l'éruption le sept ou le huitième

(a) Mém. de M Guyot, tome II. des Recueils de l'Acad. de Chirurgie.

(b) Lettre latine manuscrite de M. Ranby. *Traité de l'Inoculation de M.* Butini.

(c) Le docteur *Timone* avoit déjà substitué l'incision faite aux deux bras, aux piqûres que la Grecque faisoit en divers endroits du visage & du corps. Voy. *Lettre de Timone; Appendix des voyages de la Motraye.*

(d) Ce long delai n'est qu'un excès de précaution: cinq ou six heures suffisoient aux Inoculatrices Grecques, qui ne faisoient que de simples piqûres, mais en quatre ou cinq endroits; elles avoient seulement le soin de bien mêler le sang & la matière varioleuse avec leur aiguille, & de couvrir les piqûres avec une coquille de noix. Le docteur *Kirkpatrick* rapporte qu'une jeune personne qui ôta quelques momens après l'opération le fil impregné de pus, ne manqua pas de prendre la petite vérole.

jour, & n'ont aucune suite. Alors l'inflammation des plaies diminue, elles donnent plus de matière, & la plus grande partie du venin s'échappe par cette voie. Le dixième jour après l'éruption, elles commencent à se remplir, le quinzième à se cicatriser, & le vingtième elles se ferment d'elles-mêmes pour l'ordinaire: si l'on s'aperçoit qu'elles continuent à fluer, il ne faut pas se hâter de les fermer. On a reconnu qu'une incision suffisoit; & si l'on en fait deux, ce n'est pas seulement pour avoir une plus grande certitude que l'insertion a bien pris *(a)*, mais encore pour faciliter, par un double canal, l'épanchement de la matière varioleuse, pour rendre par-là celle qui forme les boutons moins abondante, moins âcre, moins corrosive, & la nature de la petite vérole plus bénigne. La théorie s'accorde merveilleusement en ce point avec l'expérience.

Quelquefois le venin s'échappe tout, ou presque tout, par les deux incisions, & le malade n'a qu'une ou deux pustules, quelquefois même pas une seule *(b)*. Il n'en est pas moins à l'abri de contracter de nouveau la petite vérole, quand on l'inocule de nouveau. Plus la matière sort abondamment des plaies des bras, plus le nombre des boutons est petit & distinct; au lieu que chaque parcelle de la matière du foyer fait son bouton particulier dans la petite vérole naturelle, ce qui la rend souvent confluente, & par-là d'autant plus dangereuse. Parmi les petites véroles inoculées à Genève, à peine en a-t-on vû de cette espèce; & de ceux qui l'ont reçûe par insertion, aucun n'est resté marqué: c'est aussi ce qu'on avoit observé, non seulement en Angleterre, mais en Grèce & en Circassie *(c)*, dont les habitans n'ont adopté cet usage que dans la vûe de conserver la beauté de leurs filles: à peine cette observation souffre-t-elle quelque exception, dans des cas

(a) Quelquefois le virus dont le fil est impregné, ne se communique pas; ce risque est diminué de moitié par une double incision. Sans doute l'usage de multiplier les piqûres dans l'Inoculation grecque, s'étoit introduit par la même raison.

(b) Dissert. de Timone, *Appendix* de la Motraye. *Lettre du D.^r* Nole, *rapportée par M.* de la Coste. *Kirkpatrick's, analys. &c.*

(c) La Motraye, voyage de Circassie. Dernière lettre de M. *Amyand* à M. *de la Coste.*

lorsque

lorfque les malades s'écorchent, ou qu'ils n'ont pas été fuffifamment préparés.

Ce qui fait le plus grand danger de la petite vérole naturelle, c'eft la fièvre fecondaire qui furvient quand la fupuration commence; mais dans la petite vérole artificielle, cette fièvre eft fort rare *(a)*, fur-tout chez les enfans; ils font à peine malades. De vingt perfonnes inoculées à *Genève* par M. *Guyot*, une feule eut cette feconde fièvre; c'étoit une femme adulte, & mère de plufieurs enfans *(b)*.

Cette méthode d'inoculer par incifion, adoptée depuis plus de trente années par tous les chirurgiens anglois, & communément pratiquée à *Genève*, fut apportée de *Conftantinople* en Angleterre par M. *Maitland*, chirurgien de *Mylady Wortley Montagu. Maitland* l'avoit reçûe de *Timone*, qui l'avoit fubftituée aux piquûres que les Inoculatrices grecques faifoient, fuivant leur ancien ufage, en diverfes parties du corps. Dans les premiers effais, faits en Italie, on a tantôt employé la lancette, & tantôt une feule piquûre d'épingle, en renchériffant fur la fimplicité de l'opération grecque, fur-tout dans les campagnes, où les mères, fouvent à l'infû de leurs maris, inoculoient leurs enfans pendant leur fommeil, & toûjours avec fuccès. M. *Tronchin* a, le premier que je fache, employé les véficatoires, comme moins douloureux & moins effrayans pour les enfans. Il les applique aux jambes par préférence aux bras, dans la vûe de procurer au malade alité plus de liberté dans fes mouvemens; mais l'effence de l'inoculation confiftant uniquement dans le mélange de la matière varioleufe avec le fang de l'inoculé, pourvû que ce mélange s'opère, peu importe que la plaie d'où le fang eft tiré foit faite fur une ou fur plufieurs parties du corps; avec une lancette, comme en Angleterre; avec deux ou trois aiguilles, comme en Grèce & en Circaffie; avec une feule, comme en Italie; en faifant paffer dans la peau un fil imbu de la matière, comme en Barbarie; en frottant fa main grattée jufqu'au fang contre celle

(a) Traité de l'Inoculation de M. *Butini.*
(b) Mém. de M. *Guyot*, tome II des Mém. de l'Acad. de Chirurgie.

d'un malade, comme dans la principauté de Galles, ou enfin en rompant le tiffu de l'épiderme avec un emplâtre véficatoire, comme le pratique M. *Tronchin.* Toutes ces routes conduifent au même but, laiffons-en le choix aux parties intéreffées.

Je me fuis étendu fur la partie hiftorique de l'Inoculation, parce que l'expofition des faits fuffit pour faire difparoître le plus grand nombre des objections que nous allons examiner plus en détail.

SECONDE PARTIE.

Réponfes aux objections.

PEUT-ON demander férieufement fi c'eft un crime de fauver la vie à des millions d'hommes, parce qu'il eft poffible que fur mille que l'on conferve, il y en ait un ou deux qu'on ne puiffe arracher à la mort? Voilà bien précifément à quoi fe réduit la queftion qui fait le fujet de la thèfe de 1723. *An Variolas inoculare NEFAS!* thèfe où le docteur en médecine devenu cafuifte, prononçoit que l'Inoculation eft criminelle, du même droit fans doute qu'un théologien dé-cideroit qu'elle n'eft pas falubre.

Mais ne dédaignons point de répondre à des objections faciles à détruire; ce n'eft qu'en les réfutant folidement qu'on acquiert le droit de les méprifer. Commençons par les objections phyfiques.

OBJECTIONS PHYSIQUES.

PREMIÈRE OBJECTION. *Eft-ce bien la petite vérole que l'on communique par l'Inocu-lation! & la maladie communiquée n'eft-elle pas plus dangereufe que celle qu'on veut prévenir!*

RÉPONSE. Si quelqu'un a jamais douté que la maladie inflammatoire qui fuit l'Inoculation, fût une vraie petite vérole, perfonne n'en doute plus aujourd'hui. Ce feroit donc prendre une peine inutile que de répondre à la première partie de l'objection. D'ailleurs, ceux qui faifoient cette queftion l'ont eux-mêmes réfolue, en même temps qu'ils ont donné des preuves de leur

peu de bonne foi : ils infiftoient fur le danger de la contagion de la petite vérole inoculée, & feignoient de douter que
ce fût une vraie petite vérole ; ils étoient prêts à la reconnoître
pour telle, pourvû qu'on avouât qu'elle étoit plus maligne &
plus contagieufe que la naturelle *(a)*.

Quant à la feconde partie de l'objection, où l'on demande
fi la petite vérole inoculée n'eft pas plus dangereufe que la petite
vérole naturelle ! s'il y a des perfonnes qui faffent cette queftion
férieufement, il eft jufte d'y répondre de même.

La petite vérole fimple n'eft pas dangereufe : elle ne le devient
que par la complication des maux qui s'y joignent, ou par la
malignité de l'épidémie. Cette perfonne enlevée à la fleur de
fon âge, vivroit encore, fi la petite vérole ne l'eût pas attaquée
dans des circonftances critiques : cette jeune femme n'eût pas
fuccombé, fi les accidens d'une groffeffe laborieufe n'euffent
épuifé fes forces : ce jeune homme étoit hors d'affaire, s'il n'eût
pas eu le fang enflammé par des excès de toute efpèce : ce malade
eût échappé, fi la fièvre maligne & le pourpre n'euffent aggravé
le mal. Voilà ce qu'on entend dire tous les jours des circonftances qui rendent cette maladie mortelle. L'Inoculation les
préviendra toutes. Le plus grand art de la préparation confifte
à prévenir les accidens étrangers, la complication de maux
& l'épidémie : on a le choix de la faifon, du moment, du
lieu, des difpofitions du corps & de l'efprit du fujet. La petite
vérole ainfi prévûe eft portée lentement de la circonférence
au centre, dans un corps fain & préparé pour la recevoir.
La fermentation commence par les parties externes ; les plaies
artificielles facilitent l'éruption, en offrant au virus une iffue
facile : auffi la petite vérole inoculée eft-elle toûjours fimple ;
& lorfqu'elle eft fimple, elle eft fans aucun danger. Voilà le
myftère de l'Inoculation, & la caufe de fes heureux fuccès.

Quelle comparaifon peut-on faire entre une maladie prémé-
ditée, & celle qui fe contracte au hazard ; en voyage, à l'armée,
dans des circonftances critiques, & fur-tout pour les femmes,
dans un temps d'épidémie, qui multiplie les accidens, qui

(a) Rép. du D.r *Arbuthnot,* fous le nom de *Maitland,* à la Lett. de *Wagft.*

transporte le siége de l'inflammation dans les parties internes d'un corps, peut-être épuisé de veilles ou de fatigues? Quelle différence entre une maladie à laquelle on s'attend & celle qui surprend, qui consterne, que la seule frayeur peut rendre mortelle, ou qui se produisant avec des symptomes équivoques, peut induire en erreur le médecin le plus habile, & faire aggraver le mal par celui de qui l'on attend le remède? Voilà ce que dictent le bon sens & le raisonnement le plus simple; mais l'expérience est encore plus décisive. Elle prouve que la matière de l'Inoculation, quoique prise d'une petite vérole compliquée, confluente, mortelle même, ne laisse pas de communiquer une petite vérole simple, discrète, bénigne, exempte de la fièvre de supuration, si souvent funeste; une petite vérole enfin qui ne laisse point de cicatrices. Le reproche le plus grave qu'aient fait à l'Inoculation ses adversaires les plus passionnés, c'est que pratiquée indistinctement sur des sujets de tout âge, mal choisis & mal préparés, elle a, selon eux, été fatale dans les premiers essais à un malade sur quarante-neuf; mais il est prouvé que sur un pareil nombre il en meurt au moins sept d'une petite vérole ordinaire. Peut-on demander après cela si la petite vérole inoculée n'est pas plus dangereuse que la naturelle!

SECONDE OBJECTION. *La petite vérole inoculée met-elle à l'abri de la petite vérole naturelle!*

RÉPONSE. L'histoire des faits est la meilleure réponse à cette objection. Depuis qu'on a les yeux ouverts sur les suites de l'Inoculation, & que tous les faits ont été discutés contradictoirement, il n'a jamais été prouvé qu'une personne inoculée ait contracté la petite vérole une seconde fois *(a)*. C'est une vérité que les ennemis de cette méthode ont tâché d'éluder par toutes sortes de voies, même par celle de l'imposture *(b)*. Le docteur *Neettleton* fut obligé de démentir publiquement un bruit qu'on avoit répandu, qu'un de ses inoculés avoit depuis repris

---

(a) Timone, Pilarini, Jurin. Lettre de *Perrot Williams, Scheuchzer, Kirkpatrick.*

(b) Analysis of Inoculation by *J. Kirkpatrick,* pag. 121.

la petite vérole, & qu’il en avoit été fort mal. On en citoit un autre avec une lettre d’un certain *Jones*, qui foûtenoit la même chofe de fon fils. M. *Jurin* s’informa foigneufement du fait. Le père refufa de faire voir les cicatrices de l’enfant: il offrit enfuite de dire la vérité, pourvû qu’on le payàt bien; il finit par écrire à M. *Jurin*, & par lui avouer qu’il ne favoit ce que c’étoit que l’Inoculation. Le docteur *Kirkpatrick* rapporte la lettre dans fon ouvrage.

Page 123.

Qu’importe, après cela, de favoir fi l’on peut avoir deux fois naturellement une petite vérole complète? Quand ce fait, que plufieurs médecins nient, & que le docteur *Mead*, dans le cours d’une longue vie, dit n’avoir jamais vû, feroit bien avéré, comme je le fuppofe, il ne s’enfuivroit pas néceffairement qu’après l’Inoculation l’on fût fujet à reprendre cette maladie. En accordant qu’il eft poffible d’avoir deux fois naturellement la petite vérole, ne pourroit-on pas foûtenir avec vrai-femblance, que les caufes naturelles de la contagion ne développent peut-être qu’imparfaitement dans un corps le germe de la maladie *(a)*, en forte qu’il en refte quelquefois affez pour une nouvelle fermentation; au lieu que le ferment de la petite vérole, mis en action par un virus de même nature introduit directement dans le fang au moyen de plufieurs incifions, fe développe d’une manière fi complète, qu’il ne refte plus de matière pour un fecond développement. Une caufe plus puiffante doit produire un plus grand effet: le lait fe tourne & fe coagule plus fûrement & plus efficacement par le mélange direct d’un acide, que par l’action naturelle de l’air & de la chaleur. La petite vérole artificielle pourroit donc épuifer le levain que la petite vérole naturelle n’épuiferoit pas. Mais laiffant-là tous les raifonnemens théoriques auxquels on peut en oppofer d’autres, ne fuffit-il pas, pour raffurer fur la crainte d’une feconde petite vérole après l’Inoculation, que depuis trente ans qu’elle eft devenue fréquente

_____

(a) Je parle ici du germe de la petite vérole, d’après l’idée reçûe d’un grand nombre de médecins, & niée par d’autres, parce que toute théorie en médecine eft problématique.

en Angleterre, on ne puisse citer aucun exemple d'un inoculé
que cette maladie ait infecté de nouveau, soit naturellement,
soit artificiellement? C'est improprement qu'on met au nombre
des inoculés celui sur qui l'Inoculation auroit été tentée sans
effet. L'opération bien ou mal faite, quand elle ne produit
ni pustule ni supuration, laisse le sujet dans le même état où
il étoit. Si donc il est attaqué dans la suite de la petite vérole
naturelle, on ne peut dire qu'il l'a reprise, puisqu'il l'a pour la
première fois. Tels sont les exemples qu'on cite de prétendus
inoculés, qui, depuis cette opération, ont eu la petite vérole: tous
les autres faits allégués n'ont pû soûtenir la vérification.

On a fait habiter & coucher des enfans *(a)* inoculés avec
d'autres attaqués de la petite vérole spontanée, sans qu'aucun
l'ait prise une seconde fois.

Élisabeth *Harris (b)*, qui étoit du nombre des six criminels
inoculés dans les premiers essais, après sa guérison rendit ses
soins à plus de vingt malades de la petite vérole, & la contagion n'eut aucune prise sur elle.

On voulut éprouver dans la même occasion, s'il étoit
possible qu'une personne marquée de la petite vérole la reprit
par Inoculation, & l'on ne put y réussir, quoiqu'on eût introduit dans les plaies une plus grande quantité de virus qu'à
l'ordinaire *(c)*.

On a répété l'Inoculation plusieurs fois sur divers sujets:
passé la première, les incisions, malgré le fil imbu du virus,
se sont guéries comme de légères coupures.

Un des fils du lord *Hardewicke*, alors grand chancelier
d'Angleterre, s'étant fait inoculer, eut tous les symptomes
de la petite vérole; la plaie s'enflamma, la supuration s'ensuivit,
mais sans la moindre éruption. Le malade peu satisfait des
assurances qu'on lui donnoit qu'il n'avoit plus rien à craindre

---

(a) Analysis, &c. by *Kirkpatrick,*
pag. 120.
(b) *Ibid.*
(c) *Kirkpatrick*, pag. 119. Cette
circonstance est absolument indiffé-
rente: on a reconnu que la moindre
parcelle de virus, comme celle que
porte la pointe d'une épingle qui a
seulement percé une pustule varioleuse, suffit pour communiquer la
petite vérole, & quelquefois abondamment.

de cette maladie, se soûmit derechef à la même épreuve, qui ne produisit aucun effet *(a)*.

Le docteur *Kirkpatrick* rapporte qu'une jeune personne Pag. 120. de douze ans, inoculée & bien rétablie, entreprit, par une fantaisie singulière, d'éprouver s'il ne lui seroit pas possible de reprendre la petite vérole. Elle se fit secrettement elle-même une nouvelle incision, elle y mit à trois diverses reprises, en trois différens jours, de la matière varioleuse que lui fournit une de ses amies, qui vrai-semblablement n'apporta pas de grandes précautions sur le choix. Au bout de huit jours elle sentit un peu de mal de tête qui l'effraya d'abord, & lui fit avouer ce qu'elle avoit fait : elle se mit au lit, le mal de tête disparut, il n'y eut ni fièvre ni éruption, enfin elle se leva en disant qu'elle s'ennuyoit d'être malade. Il est donc prouvé que le virus variolique, quoique mêlé directement avec le sang, est incapable de renouveler la petite vérole. N'est-on pas en droit d'en conclurre qu'à plus forte raison la contagion naturelle, portée par l'air, n'aura pas de prise sur le corps déjà purgé de ce levain par l'Inoculation? Si l'on veut encore en douter, au moins doit-on convenir qu'il ne faut pas moins qu'un fait contraire pleinement constaté pour détruire une présomption si bien fondée ; & ce fait, sur lequel tant de gens sont attentifs, ne s'est pas rencontré depuis quarante ans. Après tout, un tel exemple, fût-il bien réel, seroit plus rare qu'un monstre ; il ne feroit que confirmer la règle, & ne diminueroit pas, d'un sur vingt ou trente mille, l'avantage de l'Inoculation. La situation du cœur & celle du foie cessent-elles de passer pour fixes & pour constantes, parce qu'une ou

---

(a) Je rectifie, d'après l'éclaircissement publié par M. *Maty* dans son journal britannique des mois de janvier & février 1755, *page 170*, les circonstances du fait que j'avois rapporté dans une édition précédente, tel que je le tenois de feu M. le comte de *Saint-Séverin-d'Arragon*, ministre d'État, ci-devant plénipotentiaire à la paix *d'Aix-la-Chapelle*, à qui je l'ai ouï raconter à *Versailles* en présence de plusieurs personnes, & qui m'assura l'avoir appris de la bouche de M. le colonel *York*, Envoyé d'Angleterre à la cour de France, il y a quelques années. Peut-être les quatre incisions, savoir, deux à chaque inoculation, avoient-elles été comptées pour quatre opérations différentes.

deux fois il est arrivé que ces viscères se sont trouvés occuper un ordre renversé dans le corps d'un individu *(a)*.

TROISIÈME OBJECTION.
La petite parcelle de venin transmise dans le sang par la voie de l'Inoculation, peut être l'enveloppe ou la semence d'autres maux, que l'on communiqueroit par la même voie, tels que le scorbut, les écrouelles, &c.

RÉPONSE.
Le risque de prendre ces maladies en même temps que la petite vérole ne seroit pas moins grand lorsqu'on gagne celle-ci naturellement, que lorsqu'on la reçoit par l'Inoculation : cependant on n'a vû aucun exemple de scorbut, d'écrouelles, &c. contractés de cette manière par la contagion de la petite vérole naturelle : pourquoi le danger seroit-il plus grand à cet égard par la voie de l'Inoculation ? Ce n'est pas tout : on a la preuve positive que ce danger est chimérique, & l'on sait aujourd'hui, par expérience, que la matière variolique, quoique prise d'un corps infecté du virus vénérien, n'a communiqué qu'une petite vérole simple & bénigne ; preuve de fait décisive & sans replique *(b)*. Cependant, puisqu'on est le maître de choisir la matière de l'Inoculation, rien n'empêche de la prendre d'un sujet, & sur-tout d'un enfant bien sain, qui n'ait aucun autre mal que la petite vérole même.

QUATRIÈME OBJECTION.
L'Inoculation laisse, dit-on, quelquefois de fâcheux restes, comme des plaies, des tumeurs, &c.

RÉPONSE.
Rien n'est plus injuste que cette objection. Ces accidens ne sont que trop fréquens après la petite vérole naturelle, & sont infiniment rares à la suite de l'Inoculation : on les prévient par les purgatifs. M. *Ranby* atteste que sur cent personnes inoculées, à peine s'en trouve-t-il une à laquelle il survienne le moindre clou. Une simple saignée occasionne quelquefois de plus grands & de plus dangereux accidens. Il faut donc commencer par proscrire ce remède, avant que de faire le procès à l'Inoculation.

Venons aux objections morales, dont l'ignorance ou la passion abusent pour alarmer des consciences plus délicates qu'éclairées.

(a) Anciens Mém. de l'Acad. des Sc. 1689, tome X, p. 731.
(b) Journal britannique du Dr Maty, Avril 1754, page 403.

OBJECTIONS

OBJECTIONS MORALES.

C'eſt uſurper les droits de la divinité, que de donner une maladie à celui qui ne l'a pas, ou d'entreprendre d'y ſouſtraire celui qui dans l'ordre de la providence y étoit naturellement deſtiné.

CINQUIÈME OBJECTION.

Cette objection, ſi c'en eſt une, eſt celle des *fataliſtes* & des *prédeſtinatiens* rigides. On pourroit leur répondre, que celui qu'on inocule étoit prédeſtiné pour l'Inoculation, & qu'en l'inoculant, on ne fait qu'accomplir les decrets de la providence: mais ſans rétorquer contre eux ce ſingulier argument, je leur demande ſi la confiance en la providence nous diſpenſe de prévenir les maux que nous prévoyons, & dont nous pouvons nous garantir par de ſages attentions. Ceux qui ſont dans ce principe, s'ils agiſſent conſéquemment, doivent proſcrire l'uſage de tous les remèdes de précaution & de tous les préſervatifs. S'ils ſont menacés de pulmonie, ils doivent bien ſe garder d'obſerver aucun régime, ce ſeroit s'oppoſer à la volonté divine: ils doivent ſuivre l'exemple des Turcs, qui de peur de contrarier les vûes de la providence, périſſent par milliers dans ces temps de peſte ſi fréquens à *Conſtantinople,* tandis qu'ils voient les *Francs,* établis au milieu d'eux, ſe garantir des funeſtes effets de la contagion à la campagne & à la ville, en ſe renfermant ſoigneuſement dans leurs maiſons, pour éviter toute communication extérieure. Je demande donc à ceux qui réclament ici les droits de la providence divine, ſi, lorſqu'elle permet qu'on découvre une méthode ſûre pour ſe préſerver des ravages de la petite vérole, elle nous défend d'en faire uſage. C'eſt elle qui nous offre le remède; n'eſt-ce pas l'offenſer que de rejeter ſes préſens avec mépris? Je renvoie ceux ſur qui l'autorité paroît avoir plus de poids que l'évidence, à la déciſion, dont j'ai parlé plus haut, des neuf docteurs de *Sorbonne* en faveur de l'Inoculation; à celle de l'évêque de *Worceſter,* auteur du ſermon déjà cité; au traité des docteurs *Some* & *Doddrige,* en obſervant que l'autorité d'un évêque anglican & d'un docteur proteſtant doit ne rien perdre ici de ſon poids auprès des théologiens catholiques, &

RÉPONSE.

D

d'autant moins que la doctrine de la prédestination absolue, qui, bien que peu suivie, subsiste encore dans la confession anglicane, est plus propre que le dogme catholique, à fournir des argumens spécieux contre l'usage de l'Inoculation *(a)*. Venons à l'objection la plus rebatue & la plus propre à faire illusion.

SIXIÈME OBJECTION. *Il n'est pas permis de donner une maladie cruelle & dangereuse à quelqu'un qui ne l'auroit peut-être jamais eue.*

RÉPONSE. Commençons par dépouiller cette objection de ce qu'elle a de faux & d'exagéré.

Premièrement, on ne peut pas dire avec vérité que la petite vérole inoculée soit cruelle ni dangereuse. Une incision qui ne fait qu'effleurer la peau, une simple piquûre ou l'application d'un emplâtre vésicatoire, une fièvre légère, suivie de quelques symptomes qui durent à peine vingt-quatre heures, tout cela ne fait pas une maladie cruelle; & une maladie dont il ne meurt pas un sur trois cens, comme on l'a prouvé, peut-être pas un sur mille, comme nous le ferons voir, ne peut se nommer dangereuse *(b)*.

Si dans les premiers essais de l'Inoculation en Angleterre & en Amérique, avant que la méthode fût perfectionnée, il est

---

(a) La même considération donne le plus grand poids aux raisons exposées avec autant de force que de douceur dans l'*Essai apologétique* de M. *Chais*, imprimé à la *Haye* en 1754, à peu près dans le même temps où ce Mémoire a paru pour la première fois. L'*Essai* se vend à *Paris*, chez *Briasson*.

(b) Ce qu'avoient avancé les médecins grecs, *Timone*, *Pylarini* & *le Duc*, sur les prodigieux succès de l'Inoculation en Turquie, avoit pû paroître suspect, mais devient croyable aujourd'hui, par tout ce qu'on a éprouvé depuis en Angleterre, où la petite vérole est souvent dangereuse, & dont le climat semble moins favorable à l'Inoculation que celui de *Constantinople*. Ces trois médecins grecs, contemporains, mais d'âge & d'intérêts différens, & qui ne se font point cités dans leurs ouvrages, ont assuré qu'après plusieurs années de recherches & d'expériences dont ils ont été témoins oculaires, ils n'avoient pas connoissance que cette opération eût jamais eu des suites fâcheuses. Ils avoient d'ailleurs tout ce qu'il falloit pour être crus. *Pylarini*, né à Céphalonie, d'une famille noble, a été premier médecin d'un empereur de Russie; il s'est distingué par ses lumières & ses écrits; il avoit répugné long-temps à cette pratique, il ne s'étoit rendu qu'à l'évidence, & l'on voit par sa dissertation, qu'il n'étoit ni crédule, ni mauvais physicien. Il avoit été reçû fort jeune en l'Université de *Padoue*. Voyez *Hom. ill. du P. Nicéron*. *Timone* avoit

mort quelquefois un malade fur foixante - quatre , comme à
Bofton, dans une faifon peu favorable, & par la négligence dans
les préparations néceffaires, comme l'affure le docteur *Jurin;*
quand même il feroit vrai qu'il en fût mort un de cinquante,
je ne m'arrêterai pas à prouver par l'examen des circonftances
(a), qu'il eft plus que douteux qu'ils foient morts de l'Inoculation : j'accorderai tout, & je dirai que la preuve la plus
évidente que la petite vérole inoculée n'eft point dangereufe,
c'eft le petit nombre d'accidens que fes adverfaires reprochent
aux premiers effais. Qu'eft-ce encore une fois qu'une expérience
malheureufe fur quarante-neuf qui réuffiffent, quand ils ne
peuvent nier que fur un pareil nombre de malades de la
petite vérole naturelle il n'en fût mort au moins fept? Avoir
rendu cette maladie fept fois moins meurtrière qu'elle n'étoit,
voilà ce qu'ils appellent une opération diabolique.

Au refte, il eft de la plus grande injuftice de mettre fur
le compte de l'Inoculation, comme il paroît qu'on l'a fait
jufqu'à préfent, toutes les morts qui arrivent dans les trente
ou quarante jours qui la fuivent. Eft-il un homme fi fain &
fi robufte, de la vie duquel on puiffe répondre pour quarante
jours? De huit cens mille habitans que l'on compte dans
Paris, il en meurt tous les ans plus de vingt mille, donc
deux mille cinq cens en fix femaines; c'eft la trois cent
vingtième partie du total. Donc de trois cens vingt perfonnes
prifes au hazard, il eft probable qu'en quarante jours il en
mourra du moins une.

Donc de trois cens vingt inoculés de tout âge, il en doit
mourir un dans le même terme, à moins qu'on n'exige que

---

reçû le même grade à *Padoue* &
à *Oxford;* il étoit de la Société
royale, il avoit refufé d'être médecin du Grand-Seigneur; il avoit fuivi
dix ans les progrès de cette opération.
Acta erudit. Lipfiæ , febru. 1722.
Antoine le Duc, que fon nom peut
faire croire fils d'un françois, étoit né
à *Conftantinople,* où il y avoit été inoculé. Il reçut le bonnet de docteur, &

foûtint à *Leyde* une thèfe en faveur
de l'Inoculation. M. *Jurin* l'a connu,
& parle de lui avec éloge; fa differtation fut imprimée en 1722, à la
fuite de celles de *Jacques de Caftro* &
de *Gualter Harris,* l'un & l'autre du
collége des médecins de *Londres.*

(a) Lettre écrite de *Bofton*, rapportée dans celle de M. *Jurin* à M.
Caleb Cotefworth.

D ij

cette opération diminue le degré de probabilité d'une mort naturelle: j'avoue que cette prérogative manque à l'Inoculation, & certes c'est grand dommage; car si ce moyen assuroit la vie d'un homme pour quarante jours, une égratignure répétée toutes les six semaines nous répondroit de l'immortalité.

Mais si de trois cens vingt personnes prises au hazard, il en-meurt communément une en six semaines, comment se peut-il que M. *Ranby* n'ait pas perdu un malade sur douze cens inoculés? C'est que M. *Ranby* n'a pas pris ses sujets au hazard, mais qu'il les a choisis jeunes, sains & bien constitués. Quand on inocule sans choix ni précaution des gens de tout âge, comme on faisoit à *Boston* dans les premiers essais, la pluspart suspects d'avoir le sang corrompu, & dans un temps d'épidémie, où plusieurs, avant de subir l'opération, avoient déjà probablement reçû le mal par la contagion naturelle, ne doit-on pas s'étonner qu'il n'en soit mort qu'un sur quarante-neuf ou cinquante, plustôt que de trouver ce nombre excessif?

Convenons donc premièrement, que la petite vérole inoculée n'est ni dangereuse ni cruelle, comme l'objection le suppose. *Mais*, dira-t-on, *l'on ne peut nier que ce ne soit une maladie; pourquoi la donner gratuitement à celui qui ne l'auroit peut-être jamais eue!* Voilà le plus spécieux de tous les raisonnemens qu'on puisse faire contre cette pratique, & le plus aisé de tous à réfuter.

Je réponds premièrement, qu'on ne donne point cette maladie à celui qui ne l'auroit jamais eue naturellement. Car, ou tous les hommes, sans exception, sont sujets à la petite vérole, ou quelques-uns en sont exempts: dans le premier cas, on ne peut dire qu'on donne la maladie à quelqu'un qui ne l'auroit jamais eue: dans le second, on ne peut pas le dire non plus, puisque l'expérience a prouvé qu'il y a des sujets qui n'ont pû prendre la petite vérole par inoculation, quoique l'opération ait été répétée plusieurs fois *(a)*, & que sans doute ce sont ceux qui n'ont aucune disposition à recevoir

(a) Ce fait est très-commun en Angleterre. J'ai connoissance d'un enfant sur qui l'opération a été réitérée trois fois inutilement.

cette maladie. Celui qui n'en a pas le principe dans le sang, en sera quitte pour une opération moins douloureuse qu'une saignée; les incisions se sécheront comme une simple coupure. A ce prix, il se verra délivré pour toûjours des inquiétudes & des transes continuelles où vivent ceux qui n'ont pas encore payé ce tribut; cette épreuve lui sera garant qu'il est pour jamais à l'abri de la contagion: c'est même l'unique moyen de rassurer ceux qui n'ayant pas eu la petite vérole d'une manière bien décidée, ou qui ne sachant s'ils l'ont eue dans leur enfance, passent leurs jours dans une inquiétude continuelle qui leur fait de la vie un supplice. On ne donne donc point, comme l'objection le suppose, une maladie à celui qui ne l'auroit jamais eue.

Je réponds en second lieu, avec le savant prélat, auteur du sermon en faveur de l'Inoculation, que la petite vérole est une maladie qu'on peut dire générale, à laquelle la providence veut assujétir l'espèce humaine; que le nombre de ceux qui parviennent à la vieillesse sans l'avoir est si petit, qu'il forme à peine des exceptions à la loi commune *(a)*. Que fait-on en inoculant la petite vérole? la même chose que lorsqu'on excite l'accès de goutte, quand les particules de cette douloureuse maladie sont dispersées dans toute la masse du sang *(b)*. Dans l'un & l'autre cas, on donne moins une maladie à un

---

(a) Le Prélat anglois suppose, d'après divers calculs, que de plusieurs centaines d'hommes, à peine un seul est-il exempt de la petite vérole. Cette opinion, examinée de près, cesse d'être un paradoxe. On entrera dans un plus grand détail à ce sujet dans la réponse à la huitième objection.

(b) Je ne saurois, dit le docteur *Maty*, auteur du journal britannique, *tome IV, page 427,* choisir d'expressions plus précises & plus nettes, que celles de notre théologien philosophe (l'évêque de *Worcester*). *On se propose, dit-il, après avoir bien préparé le corps, de faire naître d'une manière connue & visible, dans le sang, ce mouvement qui fait sortir à la surface les principes cachés d'un mal si dangereux, lorsqu'à l'ordinaire il est produit par des particules contagieuses & imperceptibles. Il semble donc que de même que dans l'accès de goutte qu'on excite, lorsque les particules de cette dangereuse maladie sont dispersées dans toute la masse du sang, on donne moins une maladie à un corps qui en soit entièrement exempt, qu'on ne choisit le temps & le moyen le plus sûr de le délivrer d'un mal dont l'origine est dans lui-même, qu'il ne peut presque jamais éviter, & dont l'issue est sans cela infiniment plus dangereuse.*

corps exempt de la contracter, qu'on ne choifit le temps le
plus favorable pour développer le ferment qui l'occafionne,
& que nous portons tous dans notre fang; développement
prefque inévitable à l'égard de la petite vérole, & beaucoup
plus dangereux quand il fe fait au hazard, & fur-tout dans
un temps d'épidémie (a).

Il eft donc évident d'une part, que l'Inoculation n'eft ni
cruelle ni dangereufe: de l'autre, il eft de fait qu'elle ne
donne point la petite vérole à celui qui ne l'auroit jamais
eue. Que refte-t-il maintenant de l'objection qui portoit
fur ces deux fauffes fuppofitions? En voici les débris réduits
à leur jufte valeur: *Eft-il permis d'expofer quelqu'un à un très-
petit danger, pour lui faire éviter un danger beaucoup plus grand!*
Y a-t-il deux manières de répondre à cette queftion?

SEPTIÈME OBJECTION.

*Il n'eft pas permis de faire un petit mal, pour procurer le
plus grand bien.*

RÉPONSE.

Cette objection n'eft fondée que fur une équivoque. Nous
fuppoferons que ce principe eft rigoureufement & généralement vrai, & qu'il n'admet nulle exception, nulle reftriction,
quant au mal moral; mais il eft très-faux dans l'application qu'on en veut faire au mal phyfique. Certainement il
eft permis d'abattre une maifon, pour préferver une ville
d'un incendie, au rifque de réduire le propriétaire & fa
famille à l'aumône: on fubmerge une province, on la ruine
pour plufieurs années, dans la vûe de prévenir le dégât paffager
qu'y pourroit faire l'ennemi: on refufe d'admettre dans un
port un vaiffeau prêt à périr, s'il eft fufpect de contagion: dans
un temps de pefte on établit des barrières; & quoique l'humanité s'en révolte, on tire impitoyablement & fans fcrupule
fur ceux qui les ofent franchir. Le petit mal phyfique de
l'Inoculation eft-il comparable à ces maux de toute efpèce
tolérés, permis, autorifés par toutes les loix?

HUITIÈME OBJECTION.

*L'Inoculation eft un mal moral: en voici la preuve. On ne
peut nier qu'il ne foit mort quelques inoculés: le fuccès de cette
méthode n'eft donc pas infaillible: on ne peut donc s'y foûmettre*

(a) *Voy.* réponfe à la première objection, *page 21.*

sans exposer sa vie, dont il n'est pas permis de disposer : l'Inoculation blesse donc les principes de la morale.

Premièrement, je pourrois couper court à l'objection, en soûtenant qu'on ne meurt point de la petite vérole inoculée, & que les accidens attribués à l'Inoculation n'ont d'autre cause que l'imprudence des malades ou celle du médecin. J'ai vû plus d'un docteur en médecine de cet avis. M. *Tronchin* en est si persuadé, qu'il dit hautement que s'il perdoit un seul malade de la petite vérole artificielle, il n'inoculeroit de sa vie. RÉPONSE.

Secondement, je pourrois rétorquer contre la saignée du bras l'argument qu'on emploie ici contre l'Inoculation. En ne comptant que les piquûres d'artères, on peut citer un assez grand nombre de morts, qui sont visiblement & incontestablement l'effet de cette saignée. Il est donc certain qu'en se faisant saigner du bras, on expose sa vie; ce qu'on ne peut assurer avec la même évidence de l'Inoculation : cependant jamais casuiste n'a porté le scrupule jusqu'à défendre la saignée du bras, même celle de précaution.

Troisièmement, je pourrois, d'après M. *Jurin* & plusieurs autres médecins, remarquer que ce qu'on s'obstine à regarder comme une singularité dans l'Inoculation, c'est-à-dire de donner un mal que l'on n'a pas, est commun à ce préservatif & à tous les autres remèdes de la médecine, puisqu'on ne guérit aucune maladie naturelle que par des maux artificiels, qui ne sont pas même exempts de danger, tels que les saignées, les purgatifs, les cautères, les vésicatoires, les vomitifs, &c.

Les trois réponses précédentes sont solides & satisfaisantes; mais la première suppose que l'Inoculation est sans aucun danger pour la vie, ce que je n'entreprends pas ici de prouver : les deux autres semblent plustôt éluder qu'anéantir l'objection. Je vais donc y répondre directement, sans rétorquer l'argument contre la saignée ni contre les autres remèdes, & même en accordant qu'on meurt quelquefois de l'Inoculation, comme si le fait étoit bien prouvé.

Il n'est pas permis, dit-on, en bonne morale, d'exposer la vie de quelqu'un sans nécessité. Je n'ai pas besoin de dire

que ce principe doit être reftreint pour être vrai. La morale
défend-elle à l'homme charitable de vifiter des malades en
temps de contagion? défend-elle de féparer des gens qui fe
battent? de fauver du feu fes meubles ou ceux de fon voifin?
de monter fur un toit pour raccommoder une tuile? Dans
tous ces cas, & dans mille autres, on expofe fa vie fans une
néceffité proprement dite. Tout ce qu'on eft donc en droit
de prétendre, c'eft qu'il n'eft pas permis d'expofer fa vie ou
celle d'un autre gratuitement, inutilement ou témérairement:
encore, pour peu qu'on y faffe réflexion, verra-t-on combien on eft peu fcrupuleux fur l'obfervation de cette maxime;
mais je ne me prévaudrai point de cette négligence.; &
loin de reftreindre ce principe, je confens qu'on lui donne
toute l'étendue qu'on peut raifonnablement lui donner.

Plus on jugera qu'il eft criminel d'expofer fa vie fans néceffité, plus on doit convenir que nous devons veiller à la
conferver, & par conféquent qu'il eft de notre devoir d'éviter
les dangers dont notre vie eft menacée.

Ici l'on m'arrête & l'on s'oppofe à la conféquence qu'on
prévoit. *Si vous aviez prouvé*, me dit-on, *que l'Inoculation n'eft
jamais funefte, vous pourriez prétendre qu'elle eft un moyen sûr
d'éviter le danger de la petite vérole ; mais vous êtes convenu
qu'il étoit poffible d'en mourir: ce n'eft donc plus éviter le péril,
mais courir au devant, que de s'expofer à l'Inoculation.*

Il eft vrai qu'en accordant qu'il eft poffible de mourir de
l'Inoculation, j'ai rendu l'objection plus fpécieufe; mais elle
n'en eft pas devenue plus forte: je reprends mon raifonnement.

On m'accorde (& comment ceux qui regardent comme
un crime d'expofer leur vie, pourroient-ils le nier?) qu'il
eft du devoir de chacun d'éviter les dangers dont fa vie eft
menacée: mais que devient cette obligation quand le danger
eft inévitable? elle fe convertit évidemment en une autre, en
celle de diminuer le péril autant qu'il eft poffible. Or, le
rifque d'avoir un jour la petite vérole, & peut-être d'en mourir
eft inévitable pour celui qui ne l'a jamais eue, & l'Inoculation
eft un moyen sûr de diminuer beaucoup ce danger.

Donnons

Donnons à l'objection toute la force dont elle eſt ſuſceptible, par une nouvelle inſtance. *Pourra-t-on jamais perſuader à un père tendre de faire une bleſſure à ſon fils unique, de propos délibéré, pour lui communiquer une maladie qu'il n'aura peut-être jamais, & qui peut lui donner la mort! Quelque petit que ſoit le riſque de l'Inoculation, ne fût-il que d'un ſur mille, ou moindre encore, le père y doit-il expoſer ſon fils volontairement!*

Oui ſans doute, s'il veut le préſerver d'un autre riſque incomparablement plus grand; & ſi le préjugé n'offuſque pas dans ce père les lumières de la raiſon, s'il aime ſon fils d'un amour éclairé, il ne doit pas balancer à le faire inoculer: je le démontre.

Je ſuppoſe que le père que j'entreprends de perſuader, s'eſt déjà convaincu que la religion ni la morale ne lui défendent pas ce que la raiſon & le bon ſens lui conſeillent. Il n'eſt donc plus queſtion ici de morale ni de théologie, c'eſt une affaire de calcul: gardons-nous de faire un cas de conſcience d'un problème d'arithmétique. Cet homme n'héſiteroit pas à faire inoculer ſon fils, ſi cette opération n'eût jamais été ſuivie d'aucun accident; mais comme il en eſt arrivé quelquefois, le père craint que ſon fils ne ſoit la victime d'un malheureux hazard; c'eſt-là tout ce qui le retient: dans une circonſtance ſi délicate, il ne veut rien hazarder. Ses intentions ſont très-louables; mais faiſons-lui voir qu'il eſt dans l'erreur; qu'il ne dépend pas de lui de ne rien hazarder; que la vie de ſon fils eſt néceſſairement expoſée, ſoit qu'il le faſſe inoculer, ſoit qu'il laiſſe agir la nature; qu'il ne lui reſte que le choix entre deux hazards, & que la prudence exige qu'il choiſiſſe le moindre: enfin comparons les deux riſques, pour l'aider à ſe déterminer.

Comme je parle ici pour tout le monde, & moins aux mathématiciens qu'à qui que ce ſoit, puiſqu'aucun d'eux ne doute de ce que je veux prouver, j'éviterai non ſeulement les formules algébriques, mais toute expreſſion qui ne ſoit pas de l'uſage le plus commun.

Il eſt évident que lorſqu'on attend la petite vérole des mains de la nature, on s'expofe au danger d'en mourir un jour; mais on envifage ce rifque comme fort éloigné, parce qu'il femble ne devoir commencer que lorfqu'on fentira les atteintes d'un mal qu'on n'éprouve point encore, & qu'on ofe fe flatter de n'éprouver jamais. Diffipons un nuage trompeur, qui nous fait paroître dans le lointain un objet auquel nous touchons.

Pour déterminer exactement le rifque de mort que court celui qui n'a jamais eu la petite vérole naturelle, il faudroit favoir exactement quelle partie du genre humain n'eft pas fujette à cette maladie: c'eft fur quoi les avis font fort partagés. Le célèbre évêque de *Worcefter*, dans le fermon déjà cité, pofe pour principe qu'*à peine un fur plufieurs centaines en eft exempt parmi ceux qui vivent âge d'homme (a)*. Il a fuivi le fentiment de *Dolæus (b)*. Cette opinion paroîtra moins paradoxe, fi l'on confidère que beaucoup d'enfans ont la petite vérole à la mamelle à l'infû de leurs parens, à qui les nourrices en font fouvent miftère. Ces enfans élevés dans ce préjugé le confervent toute leur vie avec complaifance: on s'applaudit en fecret de fe croire exempt d'une loi prefque univerfelle. D'ailleurs les vieillards qui n'ont point encore payé ce tribut, n'en font pas affranchis; on a vû des gens de quatre-vingts ans contracter cette maladie naturellement; on en a même vû fe faire inoculer à cet âge *(c)* & s'en bien tirer. On ne manqueroit donc pas de raifons pour foûtenir que comme tous les chevaux ont la maladie qu'on nomme gourme, tous les hommes font fujets à la petite vérole, & qu'il n'y a d'exceptés que ceux qui ne vivent pas affez long-temps pour fubir cette épreuve.

J'ai commencé fur ce fujet quelques recherches, qui ne font pas affez avancées pour que j'en rende compte ici; mais

---

(a) The inftances of thofe, who paff through life after having arrived at manhood, and having been within the reach of infection, without undergoing this direful difeafe, are fo extremely few, as fcarce to form an exception; learned calculations have made it as one to many hundreds.

Sermon du lord Évêque de *Worcefter*, fur l'Inoculation. *Lond. 1752.*

(b) Voy. l'*Abrégé de la médecine pratique* d'Allen, traduction françoife. *Paris, 1752.*

(c) Je ne puis me rappeler où j'ai lû ce fait, mais je trouve plufieurs exemples jufqu'à 67 ans. *Kirkpatrick, p. 49.*

en attendant un nombre fuffifant d'obfervations, il y a bien
de l'apparence qu'on s'éloignera peu de la vérité, fi l'on juge
du nombre de ceux qui ne font pas fufceptibles de la petite
vérole par ceux fur lefquels l'Inoculation n'a point de prife.
M. *Jurin*, par un grand nombre d'expériences, a trouvé que
ce nombre étoit de quatre fur cent, ou d'un fur vingt-cinq.
Cette évaluation paroît même plus propre à augmenter qu'à
diminuer le nombre des privilégiés, puifqu'elle comprend ceux
qu'on a foupçonnés, quelques-uns même qu'on a reconnus
depuis avoir eu la petite vérole dans leur enfance, & de plus
ceux qui n'ont réfifté peut-être à l'opération, que parce qu'elle
n'avoit pas été bien faite.

Ceci pofé, rien ne nous manque plus, pour réfoudre l'important problème de la comparaifon des deux rifques, entre
lefquels il faut néceffairement choifir: l'un d'attendre la petite
vérole naturelle; l'autre de la prévenir en fe faifant inoculer.

Si tous les hommes fans exception avoient tôt ou tard
la petite vérole, le rifque d'en mourir, quoique moins pro-
chain, feroit auffi grand pour celui qui n'a pas encore la
maladie que pour celui qui l'a déjà; mais l'efpérance d'être
un de ceux qui ne l'ont jamais, diminue le rifque que l'on
court d'en mourir: voyons dans quelle proportion. Je ferois
fondé, comme on vient de le voir, à réduire ce degré d'efpérance à quatre fur cent, c'eft-à-dire à un vingt-cinquième:
mais au lieu d'en juger par le petit nombre des inoculations
fans effet, qui n'eft que de quatre fur cent, augmentons ce
rapport de plus du double, & fuppofons que de cent fujets
propres à inoculer, dix n'auroient jamais la petite vérole
naturelle. Que s'enfuivra-t-il de cette fuppofition? que le
rifque de mort, pour celui qui n'a pas encore la maladie,
fera moindre d'un dixième, que pour celui qui fent déjà
la violence du mal. Or le rifque dans ce dernier cas, comme
nous l'avons dit tant de fois, eft au moins d'un feptième:
retranchez donc de ce feptième une dixième partie, & le refte
exprimera le rifque de mort que court celui qui n'a pas encore
eu la petite vérole.

E ij

Rendons ceci fenfible par un exemple. De fept malades de la petite vérole naturelle, il en meurt un; donc de dix fois fept malades, ou de foixante - dix, il en mourra dix. Veut-on favoir, fur un pareil nombre d'hommes en fanté qui n'ont pas encore eu cette maladie, combien il en mourra probablement? voici comme je raifonne. Si tous les foixante-dix devoient l'avoir, il en mourroit au moins dix; mais on a fuppofé qu'un dixième des hommes faits étoit exempt de ce fléau : retranchons donc un dixième de foixante-dix, c'eft-à-dire fept; il ne reftera que foixante-trois fujets expofés au péril. Un de fept y fuccombera : la feptième partie de foixante-trois eft neuf; il en mourra donc neuf, au lieu de dix qui feroient morts, fi tous les foixante-dix avoient fubi l'épreuve. La différence des deux rifques n'eft donc que d'une foixante-dixième partie.

Si quelqu'un avoit peine à fuivre un calcul auffi fimple, qu'il fe contente de favoir que le rifque de mourir un jour de la petite vérole, qui paroît dans un fi grand éloignement quand on fe porte bien, eft prefque auffi grand que fi l'on étoit déjà frappé de la maladie. En un mot, de foixante-dix malades de la petite vérole, il en meurt dix : de foixante-dix qui l'attendent, il en mourra probablement neuf. Auroit-on cru qu'entre ces deux rifques il y eût fi peu de différence!

Avant que de tirer les conféquences de ce principe, prévenons une objection qui fe préfente naturellement. Il eft prouvé par les liftes mortuaires de quarante-deux ans, recueillies par M. *Jurin*, & montant à plus de neuf cens mille morts, qu'il ne meurt de la petite vérole *(a)* que foixante - douze perfonnes par mille, c'eft-à-dire environ la quatorzième partie du genre humain : le rifque d'en mourir n'eft donc que d'un quatorzième; je l'ai donc fuppofé prefque une fois trop grand, en l'évaluant à près d'un feptième. Cette objection n'eft fondée que fur un mal entendu. Quoique vrai-femblablement il y ait des omiffions dans les liftes de morts de la petite vérole, je fuppofé, avec M. *Jurin*, qu'il ne meurt de cette maladie, année commune, qu'un quatorzième des hommes qui naiffent:

____

(a) Lettre de M. *Jurin* à M. *Caleb Cotefworth*.

malgré cela, je le répète encore, il meurt environ la septième partie, & peut-être plus, de ceux qui l'attendent sans se faire inoculer, & c'est-là ce dont il étoit question dans la discussion précédente. Ces deux propositions, loin d'être incompatibles, se confirment mutuellement: c'est qu'environ la moitié du genre humain meurt avant que d'avoir eu la petite vérole, & que la quatorzième partie de ceux qui naissent devient la septième de ceux qui restent quand leur nombre est réduit à moitié.

Selon M. *Jurin*, dans sa lettre à M. *Caleb Cotesworth*, les accidens ordinaires à l'enfance, & différens de la petite vérole *(a)*, tels que l'avortement, les vers, les convulsions, la toux, les dents, le rachitis, &c. enlèvent à *Londres* trois cens quatre-vingt-six enfans sur mille dans la première année de leur vie. Ce n'est donc pas sur les mille enfans nouveaux nés, mais sur les six cens quatorze échappés à ces maladies, qu'il faut prendre les soixante-douze victimes de la petite vérole; ce qui fait déjà près d'un huitième des enfans d'un an; or, on ne les inocule guère avant quatre ans: à cet âge *(b)*, suivant M. *du Pré*, de tous les enfans qui naissent il ne reste guère plus de la moitié de vivans. C'est donc sur les cinq cens restans qu'il faut prendre les soixante-douze, & c'en est la septième partie. Ainsi le risque de mourir de la petite vérole va toûjours en croissant depuis le moment de la naissance: il est d'un quatorzième pour l'enfant qui vient de naître; d'un huitième pour celui d'un an; je l'ai supposé d'un septième à l'âge où l'on inocule le plus ordinairement *(c)*; plus tard il est d'un sixième, d'un cinquième, d'un quart, & peut-être

(a) Il est vrai qu'on suppose ici que ces enfans morts en bas âge d'autres maladies, n'ont pas eu la petite vérole, quoique probablement quelques-uns l'aient eue; mais un plus grand nombre, parmi les survivans, meurt dans l'adolescence avant que de l'avoir; ce qui fait plus qu'une compensation.

(b) Et même dès l'âge de trois ans, à l'égard des enfans nourris dans les campagnes, parmi lesquels un grand nombre sont des enfans-trouvés. *Voy.* tables de M. *de Parcieux*, & celles de M. *Dupré de Saint-Maur*, dans l'Hist. Nat. de M. *de Buffon*, t. II.

(c) On a souvent inoculé des enfans à la mamelle avec succès, mais quelquefois une convulsion les emporte en peu d'instans. De pareils accidens, ordinaires à cet âge, ont été mis injustement sur le compte de l'Inoculation. On n'inocule plus guère avant l'âge de quatre ou cinq ans.

n'y a-t-il pas deux contre un à parier pour la vie de celui qui parvient à l'âge de trente ans fans avoir payé le fatal tribut.

Réfumons les faits, & tirons-en les conféquences.

Le rifque de mort auquel on s'expofe en attendant de la nature le funefte préfent de la petite vérole, eft donc de neuf fur foixante-dix, c'eft-à-dire de plus d'un huitième : le rifque de mourir à la fuite de l'Inoculation eft évalué, dans la première partie de ce mémoire *(page 13)*, à un fur trois cens foixante-feize par plus de fix mille expériences.

Revenons au père qui balance pour faire inoculer fon fils; c'eft à lui que j'adreffe la parole.

Il eft queftion, dites-vous, de la vie de votre fils, & vous ne voulez rien hazarder. Vous auriez raifon fans doute, fi la chofe dépendoit de vous; mais il faut hazarder ici malgré vous : c'eft en vain que vous vous en défendez. Vous n'avez que deux partis à prendre; ou d'inoculer votre fils, ou de ne pas l'inoculer: voilà deux hazards à courir, dont l'un eft inévitable. En inoculant votre fils, contre trois cens foixante-quinze événemens heureux, il en eft un à redouter: en ne l'ino-culant pas, il y a plus d'un à parier contre fept *(a)* que vous le perdrez. Ce dernier rifque eft cinquante fois plus grand que l'autre: choififfez maintenant, & balancez encore fi vous l'ofez.

Vous avez pû fuivre mes calculs: foupçonnez-vous qu'ils foient exagérés? Il eft pourtant vrai que M. *Jurin,* après avoir jugé, par fes premières énumérations, qu'il mouroit, année commune, un feptième des malades attaqués de la petite vérole, ainfi que je l'ai fuppofé, a trouvé, par des informations poftérieures & plus exactes, d'abord fur quatorze mille cinq cens, & enfuite fur plus de dix-fept mille perfonnes, qu'il en mouroit fouvent une fur cinq, & communément deux fur onze *(b)*. Je n'ai donc point exagéré le péril de la petite vérole

---

(a) Puifque de foixante-dix il en meurt neuf *(voy. ci-deffus)*, le pari fera de neuf contre foixante-un; ce qui eft plus d'un contre fept.

(b) Ou plus exactement fix fur trente-un. *Voyez* la Relation des fuc-cès de l'Inoculation, 1723 & 1724, par M. *Jurin.* A la fin de la lettre à M. *Caleb Cotefworth* il avoit conclu que des perfonnes de tout âge, malades de la petite vérole natu-relle, il en mouroit une fur cinq ou fix, ou plus exactement, ajoûte-t-il, deux fur onze.

naturelle, en le fuppofant d'un fur fept. Quant à l'Inoculation, au lieu du rifque, d'un contre trois cens foixante-quinze, que j'ai fuppofé, il eft prouvé, par les fuccès journaliers de cette opération dans le nouvel hôpital de *Londres* & fur des gens de tout âge *(a)*, que j'ai pluftôt augmenté que diminué le péril de cette méthode; mais j'en pafferai par où bon vous femblera. Voulez-vous qu'au lieu d'un feptième, la petite vérole naturelle n'enlève en France communément qu'une dixième partie des malades, comme à *Genève*, où cette maladie eft moins meurtrière, & où l'on n'a pas laiffé d'adopter l'artificielle? j'y confens. Au lieu d'un mort fur trois cens foixante-feize malades, voulez-vous en fuppofer trois ou quatre? Voulez-vous que de cent perfonnes inoculées il en meure une, ce qui eft vifiblement faux? je vous l'accorde. Vous voyez que j'abandonne plus des trois quarts du terrein que je puis défendre. Tirez vous-même la conféquence des fuppofitions que vous exigez. Le rifque de perdre votre fils de la petite vérole naturelle ne fera plus, me direz-vous, d'un fur fept, mais feulement d'un fur dix : j'en conviens: mais le rifque de le perdre par l'Inoculation ne fera, de votre aveu, que d'un fur cent. Ainfi, malgré toutes vos réductions, le rifque de l'Inoculation eft encore dix fois moindre que celui d'attendre la petite vérole : rifquerez-vous dix fur cette vie fi précieufe, pour éviter de rifquer un ?

Il eft donc *démontré*, dans toute la rigueur de ce terme, que quiconque n'inocule pas fon fils, fous prétexte de ne pas hazarder fa vie, rifque tout au moins dix fois plus qu'en l'inoculant. Je ne faurois trop répéter, qu'il importe peu qu'il y ait quelque petite erreur de fait dans les nombres fur lefquels mes calculs font fondés. J'ai pris les proportions les plus favorables aux ennemis de l'Inoculation, fans quoi j'aurois tiré des conféquences encore plus avantageufes; mais quelque fuppofition que l'on faffe, les conclufions ne peuvent différer que du plus au moins : Il fera toûjours évident qu'il n'y a pas de proportion entre le rifque auquel on s'expofe dans

(a) Depuis 1751 jufqu'à la fin de 1754, à peine eft-il mort un inoculé dans cet hôpital, fur environ quatre cens.

l'expectative de la petite vérole nature.le, & celui que l'on court en la prévenant par l'Inoculation.

Quel que foit l'avantage de la petite vérole artificielle, & quand il n'en mourroit pas un fur dix mille, je ne confeillerois pas à un père d'y foûmettre fon fils, s'il pouvoit être fûr que la petite vérole naturelle l'épargnera; mais puifqu'au lieu d'une pareille révélation qui nous manque, le père n'a que la certitude du danger beaucoup plus grand auquel il expofe fon fils en laiffant agir la nature, il eft évident que la raifon lui confeille, & que la tendreffe paternelle exige qu'il diminue, autant qu'il eft en fon pouvoir, un rifque qu'il ne peut anéantir.

Quand il n'obtiendroit, en inoculant fon fils, qu'une diminution de moitié fur le rifque, & même du tiers, du quart, de moins encore, il le devroit : à plus forte raifon le doit-il quand le rifque eft vingt, quarante, cinquante fois moindre, & fi petit en un mot, qu'il a dans ce moyen une certitude morale de fauver la vie de fon fils.

Quel reproche n'auroit-il pas à fe faire s'il venoit à le perdre par la petite vérole naturelle, en fe rappelant qu'il a pû fauver fes jours & qu'il ne l'a pas voulu!

Au lieu d'un enfant, fuppofons qu'un père en ait fept: s'il laiffe agir la nature, il doit s'attendre à les voir tôt ou tard attaqués de la petite vérole, & d'en perdre un des fept au moins, peut-être deux ou trois, fi l'épidémie eft violente; peut-être auffi quand ils auront reçû toute leur éducation & qu'il aura conçû d'eux les plus grandes efpérances : en les faifant inoculer, il les fauvera tous. La chofe eft probable, direz-vous, mais il eft poffible que le plus chéri fuccombe fous l'épreuve de l'Inoculation, tandis qu'il eût échappé peut-être à la petite vérole ordinaire. Crainte chimérique! puifque la petite vérole inoculée eft infiniment moins dangereufe que la naturelle, & fur-tout puifque celui qui ne l'auroit jamais naturellement ne la recevra pas par l'Inoculation. Mais quand cet enfant chéri mourroit contre toute vrai-femblance, le père n'auroit rien à fe reprocher. Tuteur né de fon fils, il étoit

obligé

obligé de choifir pour fon pupille; & la prudence a dicté
fon choix. Elle confifte à pefer les inconvéniens & les avantages, & fur-tout à bien juger du plus grand degré de probabilité. Tandis qu'un inftinct aveugle retenoit le père, l'évidence lui crioit: *de deux dangers entre lefquels il faut opter,
choifis le moindre.* Devoit-il, pouvoit-il réfifter à cette voix?
le fort a trahi fon attente; en eft-il refponfable? Un autre
père dit à fon fils, la terre tremble, la maifon s'écroule,
fortez, fuyez: le fils fort, la terre s'entrouvre & l'engloutit.
Ce père eft-il coupable? le nôtre eft dans le même cas. Si
fa fille étoit morte en couche, fe reprocheroit-il fa mort?
il en auroit plus de fujet: ce n'étoit pas pour fauver la vie
à fa fille qu'il l'a livrée au péril de l'accouchement; & cependant il a plus expofé fes jours en la mariant, que ceux
de fon fils en le foûmettant à l'inoculation *(a).*

Faifons une fuppofition différente, & prenons un nombre
qui rende le calcul exempt de fractions. Un maître a trois
cens cinquante efclaves qui n'ont pas encore eu la petite vérole. Qu'il les abandonne à leur fort, felon la loi commune
il en mourra du moins la feptième partie; il en perdra donc
cinquante : qu'il les foûmette à l'Inoculation, l'expérience
prouve qu'à peine en perdra-t-il un *(b):* quel parti doit-il
prendre? J'interroge ici la confcience des plus fcrupuleux
adverfaires de l'Inoculation : que feroient-ils, s'ils étoient à
la place de cet homme?

Préfentons fous un nouveau point de vûe l'importante
vérité que nous cherchons à rendre évidente.

Vous êtes obligé de paffer un fleuve profond & rapide,
avec un rifque évident de vous noyer fi vous le paffez à la
nage: on vous offre un bateau. Si vous repliquez qu'il vaut
encore mieux ne point traverfer la rivière, vous n'entendez
pas l'état de la queftion : vous ne pouvez vous difpenfer de

(a) Il eft prouvé, par les dénom-
bremens, que de foixante femmes en
couche, il en meurt une, & toute
fille qui fe marie s'expofe à courir
plufieurs fois ce rifque.

(b) Un ami du D.ʳ *Méad* inocula
de fa main trois cens efclaves dans
l'ifle de *Saint-Chriftophe,* & n'en
perdit pas un. *Analyf. by J. Kirkpatrick.*

F.

paſſer à l'autre bord, on ne vous laiſſe que le choix du moyen. La petite vérole eſt inévitable au commun des hommes, le nombre des privilégiés fait à peine une exception, & perſonne n'eſt ſûr d'être de ce petit nombre. Quiconque n'a point paſſé ce fleuve eſt dans la cruelle attente de ſe voir forcé d'un moment à l'autre à le traverſer. Une longue expérience a prouvé que de ſept qui riſquent de le paſſer à la nage, un, & quelquefois deux, ſont emportés par le courant : de ceux qui le paſſent en bateau, il n'en périt pas un ſur trois cens, quelquefois pas un ſur mille : héſitez - vous encore ſur le choix ?

Tel eſt le ſort de l'humanité : plus d'un tiers de ceux qui naiſſent ſont deſtinés à mourir dans la première année de leur vie *(a)* par des maux incurables ou du moins inconnus : échappés à ce premier danger, le riſque de mourir de la petite vérole devient pour eux inévitable ; il ſe répand ſur tout le cours de la vie & croît à chaque inſtant. C'eſt une loterie forcée, où nous nous trouvons intéreſſés malgré nous : chacun de nous y a ſon billet : plus il tarde à ſortir de la roue, plus le danger augmente. Il ſort à *Paris,* année commune, quatorze cens billets noirs, dont le lot eſt la mort. Que fait-on en pratiquant l'Inoculation ? on change les conditions de cette loterie ; on diminue le nombre des billets funeſtes : un de ſept, & dans les climats les plus heureux un ſur dix étoit fatal ; il n'en reſte plus qu'un ſur trois cens, un ſur cinq cens ; bien-tôt il n'en reſtera pas un ſur mille ; nous en avons déjà des exemples. Tous les ſiècles à venir envieront au nôtre cette découverte : la nature nous décimoit ; l'art nous *milléſime.*

Ce que j'ai dit d'un père de famille, j'oſe donc le dire d'un monarque à l'égard de l'héritier préſomptif de ſa couronne. Croira-t-on que toutes ces réflexions n'aient pas été faites avant que de ſe déterminer à faire courir au feu prince de Galles les prétendus riſques de l'Inoculation ?

(a) Voyez ci-deſſus *page 39.*

TROISIÈME PARTIE.

Nouvelles Réponses. Conséquences des Faits établis. Réflexions.

JUSQU'ICI, pour m'épargner de longues discussions, j'ai raisonné dans la supposition qu'il y avoit quelque risque dans la pratique de l'Inoculation, & je me suis attaché seulement à prouver que ce risque étoit si petit, en comparaison de celui qu'on court dans la petite vérole naturelle, qu'on pouvoit regarder le premier comme nul. En effet, le risque d'un sur trois cens, sur cinq cens, sur mille, n'est-il pas de même espèce, & moindre encore, que ceux auxquels on s'expose tous les jours volontairement & sans la moindre nécessité? on fait des exercices violens, des chasses dangereuses; on court la poste à cheval; on joue à la paume, au mail, &c. on s'embarque pour courir les mers, en mettant quatre doigts d'intervalle entre la mort & soi *(a)*. Dira-t-on qu'il est permis de hazarder habituellement sa vie par curiosité, par passe-temps, par fantaisie, ou tout au plus par une raison de convenance ou d'intérêt pécuniaire; & qu'il est criminel, je ne dis pas de courir une seule fois un très-petit risque, dans la vûe de prévenir un grand danger, mais de convertir un grand risque que l'on ne peut anéantir, en un risque dix, vingt, trente, &c. fois moindre? Telle est la conséquence où sont réduits les adversaires de l'Inoculation, & cela, même en supposant qu'elle n'est pas exempte de tout péril. Que seroit-ce si le prétendu risque qu'elle fait courir étoit absolument nul, comme plus d'un célèbre médecin le pense, & comme quelques-uns se proposent de le rendre évident?

Je ne m'engagerai point dans une dissertation sur un sujet qui demanderoit, pour être bien traité, de profondes connoissances dans la médecine théorique & pratique; je me borne à de simples réflexions. Quel peut être le danger de l'Inoculation? est-il dans l'opération même? est-il dans son effet?

(a) Quatuor aut septem digitis à morte remotus, Juvenal.

F ij

 Il eſt, dit-on, *dans l'un & dans l'autre: on inſère dans le ſang d'une perſonne ſaine une matière purulente, tirée d'un corps atteint d'une maladie dangereuſe ; cela ne fait-il pas horreur! Une pareille cauſe peut-elle manquer de produire un effet pernicieux!*

RÉPONSE. Ne prenons pas les mots pour des choſes : laiſſons à des enfans des délicateſſes puériles, & ſouvenons-nous que ſi la raiſon n'eût triomphé des préjugés & de la répugnance naturelle qu'inſpire la diſſection d'un cadavre humain, tous les maux dont l'anatomie a trouvé le remède ſeroient incurables. La nature ne ſe révolte-t-elle pas à la vûe de l'amputation d'un membre, de la perforation du thorax dans l'empyème, de la taille, du trépan, &c? Toutes ces opérations d'ailleurs ſont très-cruelles, leur ſuccès eſt fort douteux, & le danger d'en mourir très-grand : on les pratique cependant tous les jours avec confiance. Quelle prodigieuſe différence entr'elles & l'Inoculation !

J'ai diſtingué dans celle-ci l'opération même & ſes effets : quant à l'opération, elle n'a rien d'effrayant ni de dangereux. Une inciſion ſuperficielle qui ne fait qu'effleurer la peau, ne diffère d'une égratignure qu'en ce que celle-ci ſeroit plus douloureuſe : dira-t-on qu'on peut mourir d'une égratignure?

Quant aux effets de l'opération, je m'en rapporte à l'expérience. Je ne m'arrêterai donc point à diſcuter ſi le venin contagieux de l'épidémie n'eſt que dans l'air qu'on reſpire, c'eſt-à-dire, dans une cauſe extérieure ; d'où il s'enſuivroit que le choix du ſujet qui fournit la matière de l'Inoculation eſt indifférent ; j'obſerverai ſeulement que puiſqu'on a le choix non ſeulement du ſujet, mais auſſi de l'eſpèce de petite vérole la plus bénigne & la mieux conditionnée, on ne peut reprocher à ceux qui la choiſiront telle, qu'ils inſèrent dans les veines d'un homme ſain le produit d'une maladie dangereuſe. D'ailleurs il eſt prouvé par l'expérience de pluſieurs ſiècles tant en Aſie qu'en Afrique, & de près d'un ſiècle en Europe, qu'entre les mains d'un praticien habile, le danger diſparoît par le choix du ſujet, la préparation &c, que l'Inoculation ne fait naître qu'une petite vérole ſimple, qui donne iffue à la plus grande partie du venin, par les incifions, qui par cette raifon même n'eft prefque jamais confluente, mais toûjours plus bénigne que la naturelle. Il eft prouvé de plus qu'elle ne laiffe point de marques, qu'elle n'eft point fuivie de la fièvre de fupuration, fi commune & fi funefte dans les petites véroles naturelles. En faut-il davantage pour conclurre que la vie du malade eft en fûreté dans la petite vérole ino-culée avec les précautions prefcrites, & que les accidens qui l'ont fuivie dans un très-petit nombre de cas, doivent être attribués à des caufes étrangères? N'eft-il pas évident, par les loix de la probabilité, que fur des milliers de fujets inoculés il peut & doit mourir quelqu'un, non feulement quarante jours après, mais dans la femaine, & peut-être dans le jour, par la même raifon que cette perfonne pouvoit payer le tribut à la nature huit jours, un jour, une heure avant l'opération? L'Inoculation prévient les dangers & les fuites de la petite vérole naturelle; mais je ne la donne pas pour un remède contre tous les dérangemens auxquels une machine auffi com-pofée que le corps humain eft fujette, encore moins pour un préfervatif contre la mort fubite *(a)*.

Pour n'être pas arrêté par les chicanes des adverfaires de cette méthode, je n'ai fondé tous mes calculs que fur des fup-pofitions faites à leur gré: il eft temps de réclamer les droits de la vérité. Retranchons d'abord du nombre des prétendues victimes de cette opération ceux qui font morts d'accidens étrangers, par exemple, ces enfans à la mamelle, emportés fubitement dans le cours d'une petite vérole inoculée très-bénigne, par une convulfion ou par une colique *(b)*; ce qui n'arrive que trop fréquemment à d'autres enfans de leur âge, qui paroiffent jouir de la plus parfaite fanté. Ne mettons point fur le compte de la petite vérole artificielle la mort de ceux qui, dans un temps d'épidémie, avoient déjà reçû le mal par

---

(a) On m'a cependant fait remar-quer qu'un homme qui feroit menacé d'un accident d'apoplexie, pourroit en être garanti par la faignée, la diète & le régime qu'on prefcrit à ceux qu'on prépare pour l'Inoculation.

(b) *Voyez* lettres du capitaine *Ofburn* & du docteur *Nettleton* à Mr. *Jurin*, en 1722 & 1723.

la contagion naturelle, avant que d'être inoculés : ce qu'on a lieu de préfumer quand les fymptomes fe manifeftent avant le temps où l'opération a coûtume de produire fon effet. Exceptons encore, comme il eft jufte, d'une part les morts caufées par l'intempérance ou par d'autres excès bien caractérifés des malades; & de l'autre les accidens qu'on doit vifiblement attribuer à l'imprudence de quelques Inoculateurs qui font leur coup d'effai; accidens plus rares aujourd'hui, mais affez fréquens dans les premiers temps où la méthode s'eft introduite. Quand on aura fait toutes ces exceptions, dont jufqu'ici nous n'avons fait aucune, il ne reftera peut-être pas une feule mort qu'on puiffe imputer légitimement à l'Inoculation.

Choififfez un fujet fain, jeune & bien conftitué; qu'un médecin habile veille à le préparer; préfervez-le de la contagion épidémique; inoculez-le hardiment, fa vie eft en fûreté.

DERNIÈRE OBJECTION ET RÉPONSE.

Puifque l'Inoculation par elle-même n'eft jamais mortelle, on ne peut plus objecter que celui qui ne feroit peut-être mort de la petite vérole naturelle qu'à l'âge de cinquante ans, après avoir eu des enfans, après avoir fervi fa patrie, feroit perdu pour la fociété, s'il mouroit dans fon enfance de la petite vérole inoculée. On voit que cette objection, plus fpécieufe que folide, & qui ne porte que fur la fuppofition du danger réel de l'Inoculation, eft deformais détruite dans fon principe. Je puis donc me difpenfer d'en faire remarquer la foibleffe, même dans le cas où l'Inoculation ne feroit pas abfolument fans péril pour la vie. Il eft clair qu'alors même la grande inégalité des rifques de la petite vérole naturelle & de l'artificielle, l'incertitude de l'âge où l'on peut être attaqué de la première, & le danger d'en mourir d'autant plus grand que l'âge eft plus avancé, font autant de raifons décifives en faveur de l'Inoculation.

On a pû prendre pour exagération ce que j'ai dit que la petite vérole détruifoit, mutiloit, ou défiguroit le quart du genre humain (j'entens ici le quart de ceux qui furvivent aux premières maladies de l'enfance) : en voici la preuve.

Sur la fin du feizième fiècle, environ cinquante ans après

la découverte du Pérou, cette maladie fut apportée d'Europe à *Carthagéne* d'Amérique; elle parcourut tout le continent du nouveau monde, & fit périr plus de cent mille Indiens dans la feule province de *Quito.* J'ai tiré cette remarque d'un ancien manufcrit de la cathédrale de cette ville: j'ai moi-même été témoin dans les colonies portugaifes, voifines des bords de l'*Amazone (a)*, que la petite vérole étoit mortelle à tous les naturels du pays, j'entends aux Américains originaires. M. *Maitland (b)*, à qui l'Angleterre doit l'ufage de l'Inoculation, rapporte qu'il y a des années où la petite vérole eft une efpèce de pefte dans le Levant, qui tue au moins le tiers de ceux qu'elle atteint: cette proportion terrible n'eft pas rare en Barbarie *(c)*. Si l'on confulte les liftes rapportées par M. *Jurin*, ou jointes à fon ouvrage, entre autres celles du docteur *Nettleton*, qui s'étoit informé dans plufieurs villes de maifon en maifon, du nombre des malades & des morts de l'année (moyen le plus fûr pour parvenir à quelque chofe d'exact), on verra qu'à *Londres* & en d'autres provinces d'Angleterre, il eft mort en quelques années un cinquième, & quelquefois plus, des malades atta- qués de la petite vérole; mais parmi ceux qui n'en meurent pas, combien reftent privés de l'ouïe ou de la vûe en tout ou en partie! combien affectés de la poitrine, languiffans, valé- tudinaires, eftropiés! J'en ai pour garant la thèfe même qui nous peint l'Inoculation comme une pratique criminelle *(d)*. Com- bien d'autres défigurés pour la vie, par des cicatrices cruelles, deviennent des objets d'horreur pour ceux qui les approchent! Enfin dans ce fexe où la figure eft un fi grand avantage, combien n'en eft-il pas qui perdent avec leurs agrémens, les unes la tendreffe de leurs époux, les autres l'efpérance d'un établiffement, d'où s'enfuit une perte réelle pour l'État!

(a) Mém. de l'Acad. 1745, *page 478.*

(b) Chirurgien de Milord *Wortley Montagu,* par qui les enfans de cet Ambaffadeur furent inoculés à *Conf- tantinople* & à *Londres.* Voyez fes lettres, citées par M. *de la Cofte.*

(c) Voyez le certificat de *Caffem-* *Aga,* Envoyé de *Tripoli*, rapporté par M. *Scheuchzer.*

(d) Quos non jugulat, deformitate turpes, orbos organis, languentes & caufarios relinquit. Quæftio medica in fcholis medicorum. Paris, 3 0 dé- cembre 1723.

La petite vérole *(p. 3 8)* lève un tribut d'un quatorzième fur l'efpèce humaine : quand le nombre des victimes, bleffées de fes traits, ne furpafferoit pas le nombre de celles qu'elle frappe mortellement, il feroit toûjours vrai, que de cent perfonnes échappées aux premiers dangers de l'enfance, treize ou quatorze font emportées par cette maladie, & que pareil nombre en porte toute la vie le trifte fignalement. Voilà donc fur cent perfonnes, vingt-fix ou vingt-huit témoins qui prouvent que ce fléau détruit ou dégrade le quart de l'humanité.

On a vû, par le détail des expériences que j'ai rapportées, que l'Inoculation prévient tous ces malheurs. Non feulement la petite vérole inoculée n'eft pas mortelle, non feulement elle n'eft pas dangereufe, mais elle ne laiffe point de refte qui rappelle un cruel fouvenir *(a)*. Cette feule confidération paroît décifive pour cette moitié du genre humain, à qui la beauté femble quelquefois plus chère que la vie.

CONCLUSION.   Ce ne font point ici des conjectures hazardées par efprit fyftématique : c'eft le réfultat de faits difcutés contradictoirement, recueillis & publiés à la face de l'univers par de favans théologiens, des médecins éclairés & des chirurgiens habiles. J'ai cité mes garans, fans tous ceux dont je n'ai pas fait mention, tels que *Sydenham* & *Boerhaave*. Les noms de l'évêque de *Worcefter*, du docteur *Jurin*, fecrétaire de la Société royale, du docteur *Mead*, l'*Hippocrate* de l'Angleterre, & de M. *Ranby*, premier chirurgien de S. M. B. font à la tête de la lifte, & me difpenfent de répéter les autres.

A la vûe de tant de témoignages refpectables en tout genre, réunis depuis trente ans en faveur de l'Inoculation, M. *Hecquet* ne diroit plus que *ce n'eft encore qu'un remède de bonne femme, qui n'a pas fait fes preuves, & qu'on veut tranfmettre ainfi tout*

(a) Le contrafte étonnant, dit M. *Maty*, auteur du journal britannique, dans la traduction angloife du préfent Mémoire, page 5 8 , *qu'on remarque quand on vifite l'hôpital de la petite vérole, comme je l'ai fait aujourd'hui 26 mars 1755, entre les inoculés &* *ceux qui ont eu la petite vérole naturelle, du côté des effets de la maladie fur le vifage, fuffiroit feul pour déterminer ceux qui comptent pour quelque chofe l'avantage de n'être pas defigurés.*

brute

brute entre les mains des médecins. Ce docteur mieux informé rendroit aujourd'hui les armes à l'évidence : sa probité rigide, son amour pour la vérité, feroient, s'il vivoit encore, un défenseur de l'Inoculation, de celui qui l'a le plus décriée.

La prudence vouloit qu'on ne se livrât pas avec trop de précipitation à l'appât d'une nouveauté séduisante ; il falloit que le temps donnât de nouvelles lumières sur son utilité : Trente ans d'expériences ont éclairci tous les doutes & perfectionné la méthode : les listes des morts de la petite vérole ont diminué d'un cinquième en Angleterre (a) depuis que la pratique de l'Inoculation est devenue plus commune : les yeux enfin se sont ouverts. C'est une vérité qui n'est plus contestée à *Londres*, que la petite vérole inoculée est infiniment moins dangereuse que la naturelle, & qu'elle en garantit : enfin dans un pays où l'on s'est déchaîné long-temps avec fureur contre cette opération, il ne lui reste pas un ennemi qui l'ose attaquer à visage découvert : l'évidence des faits, & surtout la honte de soûtenir une cause desespérée, ont fermé la bouche à ses adversaires les plus passionnés. Ouvrons les yeux à notre tour : il est temps que nous voyions ce qui se passe si près de nous, & que nous en profitions.

Ce que la Fable nous raconte du *Minotaure* & de ce tribut honteux dont *Thésée* affranchit les Athéniens, ne semble-t-il pas de nos jours s'être réalisé chez les Anglois ? Un monstre altéré du sang humain s'en repaissoit depuis douze siècles (b) : sur mille citoyens échappés aux premiers dangers de l'enfance, c'est-à-dire sur l'élite du genre humain, souvent il se choisissoit deux cens victimes, & sembloit faire grace quand il se bornoit à moins. Desormais il ne lui restera que celles qui se livreront imprudemment à ses atteintes, ou qui ne l'approcheront pas avec assez de précautions. Une nation savante, notre voisine & notre rivale, n'a pas dédaigné de s'instruire chez un peuple ignorant, de l'art de dompter ce monstre &

(a) Sermon déjà cité de l'Évêque de *Worcester.*
(b) La petite vérole, apportée par les Arabes, n'est connue en Europe que depuis le sixième siècle.

G

de l'apprivoiser ; elle a sû le transformer en un animal domestique, qu'elle emploie à conserver les jours de ceux même dont il faisoit sa proie.

Cependant la petite vérole continue parmi nous ses ravages, & nous en sommes les spectateurs tranquilles, comme si la France, avec plus d'obstacles à la population, avoit moins besoin d'habitans que l'Angleterre. Si nous n'avons pas eu la gloire de donner l'exemple, ayons au moins le courage de le suivre.

Il est prouvé *(a)* qu'une quatorzième partie du genre humain meurt annuellement de la petite vérole. De vingt mille personnes qui meurent par an dans *Paris,* cette terrible maladie en emporte donc quatorze cens vingt-huit. Sept fois ce nombre, ou plus de dix mille, est donc le nombre des malades de la petite vérole à *Paris,* année commune. Si tous les ans on inoculoit en cette ville dix mille personnes, il n'en mourroit peut-être pas trente, à raison de trois par mille ; mais en supposant contre toute probabilité qu'il mourût deux inoculés sur cent au lieu d'un sur trois ou quatre cens, ce ne seroit jamais que deux cens personnes qui mourroient tous les ans de la petite vérole, au lieu de quatorze cens vingt-huit. Il est donc démontré que l'établissement de l'Inoculation sauveroit la vie à douze ou treize cens citoyens par an dans la seule ville de *Paris,* & à plus de vingt-cinq mille personnes dans le royaume *(b),* supposé, comme on le présume, que la capitale contienne le vingtième des habitans de la France.

Nous lisons avec horreur que dans des siècles de ténèbres, & que nous nommons barbares, la superstition des druides immoloit aveuglément à ses dieux des victimes humaines ; & dans ce siècle, si poli, si plein de lumières, que nous appelons le siècle de la philosophie, nous ne nous apercevons pas que notre ignorance, nos préjugés, notre indifférence pour le

(a) Voyez les listes annuelles des morts de *Londres* & des environs, pendant quarante-deux ans, rapportées par M. *Jurin.*

(b) J'ai réformé mon premier calcul d'après les remarques de M. *Maty.*

bien de l'humanité dévouent ſtupidement à la mort chaque
année, dans la France ſeule, vingt-cinq mille ſujets qu'il ne
tiendroit qu'à nous de conſerver à l'État. Convenons que
nous ne ſommes ni philoſophes ni citoyens.

Mais s'il eſt vrai que le bien public demande que l'Inoculation s'établiſſe, il faut donc faire une loi pour obliger les
pères d'inoculer leurs enfans. Il ne m'appartient pas de décider
cette queſtion. A *Sparte*, où les enfans étoient réputés enfans
de l'État, cette loi ſans doute eût été portée; mais nos mœurs
ſont auſſi différentes de celles de *Lacédémone*, que le ſiècle
de *Lycurgue* eſt loin du nôtre: d'ailleurs, la loi ne ſeroit pas
néceſſaire en France; l'encouragement & l'exemple ſuffiroient,
& peut-être auroient plus de force que la loi.

Portons nos vûes dans l'avenir. L'Inoculation s'établira-t-elle
un jour parmi nous? je n'en doute pas. Ne nous dégradons
pas juſqu'au point de deſeſpérer du progrès de la raiſon humaine. Elle chemine à pas lents : l'ignorance, la ſuperſtition,
le préjugé, le fanatiſme, l'indifférence pour le bien retardent
ſa marche & lui diſputent le terrein pas à pas; mais après
des ſiècles de combats vient enfin le moment de ſon triomphe.
Le plus grand de tous les obſtacles qu'elle ait à ſurmonter,
eſt cette indolence, cette inſenſibilité, cette inertie pour tout
ce qui ne nous intéreſſe pas actuellement & perſonnellement;
indifférence qu'on a ſouvent érigée en vertu, que quelques
philoſophes ont adoptée comme le réſultat d'une longue expérience, & ſous les ſpécieux prétextes de l'ingratitude des
hommes, de l'inutilité des efforts qu'on fait pour les guérir
de leurs erreurs, des traverſes qu'on ſe prépare en combattant
leurs préjugés, des contradictions auxquelles on doit s'attendre,
au riſque de perdre ſon repos, le plus grand de tous les biens.
Il faut avouer que ces réflexions ſont bien propres à modérer
le zèle le plus ardent; mais il reſte au ſage un tempérament
à ſuivre, c'eſt de montrer de loin la vérité, d'eſſayer de la
faire connoître, d'en jeter, s'il peut, la ſemence, & d'attendre
patiemment que le temps & les conjonctures la faſſent éclore.

Quelque utile que ſoit un établiſſement, il faut un concours

de circonftances favorables pour en affurer le fuccès ; le bien
public feul n'eft nulle part un affez puiffant reffort.

Étoit-ce l'amour de l'humanité qui répandit l'Inoculation en
Circaffie & chez les Géorgiens? Rougiffons pour eux, puifqu'ils font hommes comme nous, du motif honteux qui leur
fit emploier cet heureux préfervatif: ils le doivent à l'intérêt le
plus vil, au defir de conferver la beauté de leurs filles pour
les vendre plus cher & les proftituer en Perfe & en Turquie.
Quelle caufe introduifit ou ramena l'Inoculation en Grèce?
l'adreffe & la cupidité d'une femme habile, qui fût mettre à
contribution la frayeur & la fuperftition de fes concitoyens.
J'ai vû des Marfeillois à *Conftantinople* faire inoculer leurs
enfans avec le plus grand fuccès: de retour en leur patrie, ils
ont abandonné cet ufage falutaire. Avoient-ils été déterminés
par l'amour paternel ou par la force impérieufe de l'exemple?
A *Genève* celui d'un magiftrat éclairé n'eût pas fuffi, fans
une épidémie cruelle qui répandoit la terreur & la défolation
dans les premières familles. *(a)*. Dans la Guiane, la crainte,
peut-être le defefpoir de voir tous fes Indiens périr l'un après
l'autre fans reffource, purent feuls déterminer un Religieux
timide à faire l'effai d'une méthode qu'il connoiffoit mal, &
que lui-même croyoit dangereufe *(b)*. Un motif plus noble,
on ne peut le nier, anima la femme courageufe qui porta
l'Inoculation en Angleterre : rien ne fait plus d'honneur à la
nation angloife, au collège des médecins de *Londres* & au
roi de la Grande-Bretagne, que les vûes qui la firent adopter
& les fages précautions avec lefquelles elle y fut reçûe; mais
n'a-t-elle pas effuyé trente ans de contradictions?

Quand toute la France feroit perfuadée de l'importance
& de l'utilité de cette pratique, elle ne peut s'introduire
parmi nous fans la faveur du Gouvernement; & le Gouvernement fe déterminera-t-il jamais à la favorifer fans
confulter les témoignages les plus décififs en pareille matière?

(a) Voyez Mémoire de M. *Guyot,* tome II des Mémoires de l'Académie
de Chirurgie.

(b) Relation de l'Amazone, *Mém. de l'Acad. des Sc.* 1745.

C'eſt donc aux facultés de théologie & de médecine, c'eſt aux académies, c'eſt aux chefs de la magiſtrature, aux ſavans, aux gens de lettres, qu'il appartient de bannir des ſcrupules fomentés par l'ignorance, & de faire ſentir au peuple que ſon utilité propre, que la charité chrétienne, que le bien de l'État, que la conſervation des hommes ſont intéreſſés à l'établiſſement de l'Inoculation. Quand il s'agit du bien public, il eſt du devoir de la partie penſante de la nation, d'éclairer ceux qui ſont ſuſceptibles de lumière, & d'entraîner par le poids de l'autorité cette foule ſur qui l'évidence n'a point de priſe.

Faut-il encore des expériences? ne ſommes-nous pas aſſez inſtruits? Qu'on ordonne aux hôpitaux de diſtinguer ſoigneuſement, dans leurs liſtes annuelles, le nombre de malades & de morts de chaque eſpèce de maladie, comme on le pratique en Angleterre; uſage dont on reconnoîtroit, avec le temps, de plus en plus l'utilité: que dans un de ces hôpitaux l'expérience de l'Inoculation ſe faſſe ſur cent ſujets qui s'y ſoûmettront volontairement; qu'on en traite cent autres de même âge, attaqués de la petite vérole naturelle; que tout ſe paſſe avec le concours des différens maîtres en l'art de guérir, ſous les yeux & ſous la direction d'un adminiſtrateur dont les lumières égalent le zèle & les bonnes intentions: que l'on compare enſuite la liſte des morts de part & d'autre, & qu'on la donne au public: les moyens de s'éclaircir & de réſoudre les doutes, s'il en reſte, ne manqueront pas quand, avec le pouvoir, on en aura la volonté.

L'Inoculation, je le répète, s'établira quelque jour en France, & l'on s'étonnera de ne l'avoir pas adoptée plus tôt; mais quand arrivera ce jour? oſerai-je le dire? ce ne ſera peut-être que lorſqu'un événement pareil à celui qui répandit parmi nous en 1752 de ſi vives alarmes, & qui ſe convertit en tranſports de joie *(a)*, réveillera l'attention publique; ou, ce dont le ciel veuille nous préſerver, ce ſera dans le temps funeſte d'une cataſtrophe ſemblable à celle qui plongea la nation

____
(a) La petite vérole de M. le Dauphin.

dans le deuil, & parut ébranler le trône en 1711 *(a)*. Alors
fi l'Inoculation eût été connue, la douleur récente du coup
qui venoit de nous frapper, la crainte de celui qui menaçoit
encore nos plus chères efpérances, nous euffent fait recevoir
comme un préfent du ciel ce préfervatif que nous négligeons
aujourd'hui. Mais, à la honte de cette fière raifon qui ne
nous diftingue pas toûjours affez de la brute, le paffé, le futur
font à peine impreffion fur nous : le préfent feul nous affecte.
Ne ferons-nous jamais fages qu'à force de malheurs? ne conf-
truirons-nous un pont à *Neuilly* qu'après que *Henri IV* aura
couru rifque de la vie en y paffant le bac? n'élargirons-nous
nos rues qu'après qu'il les aura teintes de fon fang *(b)* !

Quelques-uns traiteront peut-être encore de paradoxe ce
qui depuis trente ans devroit avoir perdu ce nom : mais je
n'ai point à craindre cette objection dans le centre de la Capitale, & moins encore dans cette académie. On pourroit
au contraire, avec bien plus de fondement, m'accufer de
n'avoir expofé que des vérités communes, connues de tous
les gens capables de réfléchir, & de n'avoir rien dit de nouveau pour une affemblée de gens éclairés. Puiffe cet écrit
ne m'attirer que ce feul reproche! loin de le craindre, je le
defire : & fur-tout puiffe-t-on mettre au nombre de ces vérités
vulgaires que j'étois difpenfé de rappeler, que *fi l'ufage de
l'Inoculation étoit devenu général en France depuis que la famille
royale d'Angleterre fut inoculée, on eût déjà fauvé la vie à près
d'un million d'hommes (c), fans y comprendre leur poftérité!*

(a) La mort de *Louis* Dauphin,
ayeul de *Louis XV*, mort de la petite vérole le 14 Avril 1711, à quarante-neuf ans. (L'Empereur Jofeph
mourut de la même maladie, le 17
du même mois, dans fa trente-troi-
fième année).

(b) On fait que *Henri IV* fut
affaffiné, fon carroffe étant arrêté par
un embarras dans la rue de *la Féron-
nerie*, alors très-étroite, aujourd'hui
l'une des plus larges de *Paris*.

(c) Il eft prouvé ci-deffus, *page
52*, que l'Inoculation fauveroit la
vie chaque année en France à vingt-
cinq mille perfonnes, ce qui feroit
fept cens foixante & quinze mille en
trente & un ans qui fe font écoulés
depuis 1723 jufqu'en 1754, temps
où je lifois ce mémoire. Il faudroit
augmenter aujourd'hui ce nombre de
plus de cent mille : ce feroit donc
environ neuf cens mille perfonnes.

SECOND MÉMOIRE

SUR

L'INOCULATION DE LA PETITE VÉROLE,

Contenant la suite de l'Hiftoire de cette méthode & de fes progrès, de 1754 à 1758.

L'ACADÉMIE m'a permis, en faveur de l'utilité publique, de faire imprimer mon premier Mémoire fur l'Inoculation de la petite vérole (lu dans cette affemblée il y a quatre ans & demi), fans attendre qu'il parût dans le recueil académique. L'importance de la matière en a multiplié les éditions en plufieurs langues. Il va paroître, avec un affez grand nombre de changemens & d'additions, dans le volume de nos Mémoires de l'année 1754, qui eft fous preffe.*. J'ai profité, pour la révifion que j'ai faite du mien, des avis que j'ai reçus à ma feconde lecture, dans nos affemblées particulières, & de ceux que j'ai tirés de plufieurs Savans étrangers, particulièrement de M. *Maty*, garde de la bibliothèque du cabinet britannique, qui m'avoit fait l'honneur de traduire mon ouvrage en anglois.

Mais comme de 1754 à 1758 l'Inoculation s'eft introduite en divers endroits de l'Europe, qu'il a paru des ouvrages pour & contre, & que l'hiftoire de cette méthode s'eft accrûe d'un grand nombre de faits nouveaux, qui ne pouvoient entrer dans mon premier Mémoire fans en changer la date, j'ai cru qu'il étoit plus à propos de faire de ces différens objets la matière d'un fecond Mémoire pour fervir de fupplément au premier.

Je rappellerai dans celui-ci des faits qui m'étoient échappés

Affemblée
publique du 15.
Nov. 1758.

---

* Le tome des Mémoires de l'année 1754 n'a paru qu'en 1759; ce Mémoire y étoit annoncé pour le volume fuivant de 1755, qui n'a été imprimé qu'en 1761; mais on a jugé plus convenable de fuivre l'ordre des dates, & de n'imprimer le préfent Mémoire que dans le volume de 1758, année où il a été lu.

dans le précédent, ou qui ne font venus que depuis à ma connoiſſance, & particulièrement ceux que j'ai recueillis pendant le cours de mon voyage d'*Italie*, en 1755 & 1756.

Supplément à l'hiſtoire de l'Inoculation, donnée en 1754.

La *Circaſſie* paroît être le centre d'où l'Inoculation s'eſt répandue à la ronde de toutes parts. *La Motraye (a)*, qui voyageoit en cette contrée en l'année 1712, y vit pratiquer cette méthode, dont il parle comme d'un uſage commun parmi ces peuples. La tradition à *Conſtantinople* eſt, que ce moyen de communiquer la petite vérole, vient des pays voiſins de la mer caſpienne. Il eſt connu de temps immémorial aux Indes *(b)* & à la Chine *(c)*. Il n'eſt pas moins ancien ſur les côtes d'Afrique *(d)*, en Barbarie, au Sénégal, & même dans l'intérieur du Continent *(e)* : ſoit que cette pratique y ait été portée par les Arabes dans le temps de leurs conquêtes, ſoit qu'elle ait été depuis introduite en Égypte par les *Mamelus*, originaires de Circaſſie, & que de l'Égypte elle ſe ſoit étendue dans les terres.

Tous ces faits hiſtoriques donnent un nouveau poids à l'ingénieuſe conjecture de M. *Maty*, qui ſe rappelant que *Bockarah* près de *Samarcand*, à l'orient de la mer caſpienne, étoit la patrie d'*Avicène* au Xe ſiècle, ſoupçonne que les

---

(a) Voyage de *la Motraye*, t. II, p. 98, édition de *la Haye*.

(b) *Poſtcriptum* de la lettre de M. *Chais* à M. *Schwenke*, *Eſſai apologétique de l'Inoculation*. La Haye, 1754, page 122.

(c) Lettre du P. *Dentrecolles*, tom. XX des Lettres édif. & curieuſes.

(d) Certificat de *Caſſem Aga*, Envoyé de *Tripoli* en Angleterre : voy. Relation de M. *Scheuchzer*, ou ſon extrait en françois dans le *recueil des pièces ſur l'Inoculation, Paris*, 1756, page 138.

(e) Les Nègres inoculent généralement les jeunes gens dès que l'infec-tion gagne leur voiſinage. Le régime qu'ils obſervent, conſiſte principalement à s'abſtenir de toutes ſortes de viandes, & à boire abondamment de l'eau acidulée avec le jus de citron : ce qui mériteroit peut-être d'être imité parmi nous dans les ſaiſons chaudes. *Mém. de M. Cadwallader Colden, de la Nouvelle-York*, le 1.er octobre 1753, inféré dans les *obſervations & recherches de médecine, à Londres*, 1757, in-8.º page 227. Dans un petit traité, imprimé à *Boſton* en 1722, il eſt dit que pluſieurs Nègres avoient affirmé que l'Inoculation étoit commune dans leur pays.

médecins

médecins arabes, qui les premiers ont obſervé ce mal venu d'Éthiopie, pourroient bien être les inventeurs du préſervatif, qu'il a peut-être pour auteur *Avicène* lui-même ou quelqu'un de ſes diſciples, & qu'il eſt fort vraiſemblable qu'on trouveroit ſur cela des éclairciſſemens dans les manuſcrits arabes dont nos bibliothèques ſont remplies. Il juge que la pratique de l'Inoculation aura voyagé du lieu de ſon origine, d'un côté dans les Indes à *Surate*, à *Bengale*, à la Chine *(a)*, par le canal des Tartares & des Chinois, qui commercent à *Bockarah*; de l'autre à la *Mecque*, par les pélerinages des Mahométans, & de là dans les parties voiſines de la mer méditerranée en Afrique, & en divers endroits de la Grèce *(b)*.

Quant à la partie occidentale de l'Europe, ce n'eſt ſeulement pas dans la principauté de Galles en Angleterre que l'Inoculation a pénétré (peut-être dès le temps des croiſades), ce n'eſt pas ſeulement dans le duché de *Clèves* & dans le comté de *Mœurs*, où le doĉteur *Schwenke* trouva cet uſage établi en 1713 : il y a près d'un ſiècle qu'on le connoiſſoit en Danemarck, puiſque *Bartholin* en fait mention dans une lettre ſur la tranſplantation des maladies, imprimée à *Copenhague* en 1673. Il y en a des veſtiges dans quelques provinces de France, particulièrement en Auvergne & en Périgord.

J'ai cité dans mon premier mémoire les ouvrages ſur l'inoculation qui ſont venus à ma connoiſſance. Il me reſte quelques omiſſions à réparer, & ſur-tout à faire mention des écrits qui n'ont paru que depuis 1754.

(a) Une ſeule choſe paroît ne pas s'accorder avec cette conjeĉture, quant à la Chine : c'eſt la remarque du P. *Dentrecolles*, rapportée dans mon premier Mémoire, que l'Inoculation eſt plus ancienne dans la province de Kiagnan, à l'orient de la Chine, que dans les provinces occidentales : *voyez* Lettres édifiantes & curieuſes, *tome XX:* mais le Miſſionnaire étoit-il bien informé de ce fait, dont il ne paroît parler que par ouï-dire ?

(b) Le doĉteur *Carburi*, premier profeſſeur de médecine en l'Univerſité de *Turin*, natif de Céphalonie, m'a dit en 1756, que l'Inoculation étoit en uſage dans cette iſle avant l'an 1537, temps où ſa famille s'y étoit établie. Je tiens du même doĉteur, que ſes douze frères ont été inoculés; & que le doĉteur *Tipaldi*, ſon compatriote, l'avoit aſſuré, qu'il avoit vu pratiquer l'Inoculation en Morée & dans l'iſle de Candie, de la même manière qu'à *Conſtantinople*.

H

La differtation latine de *Timoni* *(a)*, premier medécin du Grand Seigneur, fur la manière de communiquer artificiellement la petite vérole *(b)*, depuis imprimée dans les voyages de *la Motraye*, fut apportée en France par le chevalier *Sutton*, ambaſſadeur d'Angleterre à la *Porte*, à ſon retour de *Conſtantinople*, quelques années avant les premières expériences faites à *Londres* ſur des criminels. L'abbé *Dubois*, depuis cardinal, alors miniſtre des affaires étrangères, chargea M. *Hulin*, aujour-d'hui miniſtre du roi de Pologne, duc de Lorraine, de la traduire en françois ; elle fut lûe au conſeil de régence, & la matière miſe en délibération. Des affaires plus preſſantes firent perdre cet objet de vue.

Dans un ouvrage anglois qui parut à *Londres* en 1715, ſous le titre d'*Eſſai ſur les remèdes externes, par J. Kennedi, chirurgien-médecin (c)*, on trouve l'hiſtoire de l'appareil & du ſuccès de l'Inoculation grecque, que l'auteur avoit vu pratiquer à *Conſtantinople*, & que *Timoni*, par ſon écrit inſéré dans les tranſactions philoſophiques, venoit de faire connoître à l'Europe. L'auteur dont je parle, eſt lui-même un témoin oculaire : il eſt encore vivant à *Londres (d)* : aucun écrivain anglois ne l'a précédé ſur cette matière : il eſt extraordinaire qu'il n'ait été cité par perſonne.

On a fauſſement ſuppoſé que tous les médecins françois ſe ſont de tout temps ſoulevés contre l'Inoculation. Le livre de M. *Hecquet* qui parut en 1723, & la thèſe ſoutenue à *Paris* la même année *(e)*, ont donné lieu ſans doute à cet injuſte préjugé qu'il importe de détruire. Ce fut ſur l'invitation de M. *Dodard*, premier médecin du Roi, que M. *de la Coſte* écrivit, & lui

---

(a) Je l'ai nommé *Timone* dans mon premier mémoire, d'après *la Motraye*, qui l'avoit connu particu-lièrement à *Conſtantinople*, & qui le nomme ainſi, mais j'ai ſu depuis que ſon vrai nom étoit *Timoni* : j'ai reçu une lettre de ſon fils, qui eſt premier Interprète d'Angleterre à la Porte ottomane.

(b) Voyez le premier mémoire ſur l'Inoculation, *ci-deſſus, p. 3.*

(c) *An eſſai on external remedies, by J. Kennedi,* Chir. Méd. in-8.* *London, 1715.*

(d) Il l'étoit en effet en 1758. On m'a aſſuré, cette année 1763, à *Londres* qu'il étoit mort depuis environ deux ans.

(e) *Voyez* premier mémoire ſur l'Inoculation, *ci-deſſus, page 9.*

dédia fa lettre fur l'Inoculation qu'il vouloit établir en France. Outre les témoignages *(a)* de Mrs *Dodard*, *Chirac*, *Helvétius*, *Aftruc*, & de plufieurs autres membres illuftres de la Faculté de *Paris*, cités par M. *de la Cofte* en faveur de la nouvelle méthode, je puis mettre le nom de M. *Boyer*, doyen actuel, à la tête de la lifte de fes apologiftes en France, lui qu'on a voulu compter au nombre de fes adverfaires. Dans une thèfe qu'il foutint à *Montpellier* au mois de février 1717, plus de quatre ans avant les premiers effais d'inoculation faits en Angleterre, je trouve une expofition claire & précife de la raifon la plus plaufible, & la plus fatisfaifante qu'on ait donnée depuis, pour expliquer d'où vient que la petite vérole inoculée eft plus bénigne que la naturelle : c'eft, dit-il *(b)*, *que les incifions, par un artifice falutaire, tranfportent dans les parties externes & charnues le fiége de l'inflammation, en la détournant des parties internes où elle ne peut agir qu'au péril de la vie.* M. *Boyer* peut-il fe déclarer plus hautement en faveur d'une méthode alors nouvelle, & tout-à-fait inconnue en France, qu'en concluant que le *tribut que tout homme doit payer, au moins une fois en fa vie, à la petite vérole, paroiffant inévitable, il eft plus à propos d'en exciter une bénigne par cet artifice, que d'abandonner une affaire de cette importance aux foins de la nature, qui dans la plupart des autres cas agiffant en mère tendre, femble fouvent dans celui-ci ne fe montrer que fous les dehors d'une cruelle marâtre.*

Six ans après, c'eft-à-dire en 1723, M. *de la Cofte*, autre médecin françois, expofa les avantages de l'Inoculation dans

---

(a) Voyez premier Mémoire fur l'Inoculation, *ou* Mém. de l'acad. des Sciences pour 1754, *p. 626.*

(b) Ideò nempè quod hoc artis prefidio leves excitentur inflammationes aut fuppurationes, quarum ope periculum ab internis averti poffit ; cum ejufmodi falutari velut artificio fedes feminio feu ftimulo phlegmonodeo paretur, in quâ fœvitiem confuetam exerceat, abfque fatali vitæ periculo. . . . . ut nempè commoti ftimuli vehementiam fola cutis excipiat. Etenim quatenùs innuimus. . . . variolarum infultum cuilibet mortali femel aut iterum fubeundum, fatius eft hoc artificio benignas excitari, quàm tanti momenti negotium naturæ, in plurimis quidem aliis vitæ cafibus, almæ parentis officio defungenti, fed in hoc frequenter fævum novercæ præferenti habitum, committere.

fa lettre à M. *Dodard*, de laquelle j'ai donné l'extrait dans mon premier mémoire. Ainfi, des deux premiers auteurs qui ont écrit de l'Inoculation en France, tous deux médecins, l'un en fut l'apologifte, l'autre fit tous fes efforts pour en introduire l'ufage.

Il eft vrai que la même année M. *Hecquet* éleva fa voix contre elle ; mais quelle voix ! Son principal grief contre l'Inoculation eft qu'elle *reffemble à la magie*. Auffi le favant M. *Burette*, docteur de la Faculté de *Paris*, laiffa-t-il voir ce qu'il penfoit de cet ouvrage, dans l'approbation même qu'il ne pouvoit refufer comme cenfeur de la librairie ; & le filence qu'obferva le journal des favans fur une matière fi intéreffante, donne lieu de penfer que M. *Andri*, quoique chargé des extraits de médecine de ce journal, & d'ailleurs prévenu contre la nouvelle méthode, n'ofa donner l'analyfe d'un livre qui la combattoit fi mal.

L'année fuivante 1724, M. *Noguez*, médecin de *Paris*, appuya de nouvelles preuves la caufe de l'Inoculation dans la differtation préliminaire qui précède fa traduction de la relation angloife que fit M. *Jurin*, des fuccès de la petite vérole artificielle. Depuis 1724, aucun médecin en France n'a, je crois, écrit fur cette matière jufqu'en 1752, que M. *Butini*, médecin de *Montpellier*, donna fon traité de l'Inoculation, dont il eft zélé partifan, & que M. *Bagard*, préfident du collége royal de médecine de *Nanci*, fit réimprimer en cette ville à la fuite d'une confultation, la relation de *Timoni* fur l'Inoculation, & une lettre fur fes fuccès à *Londres*. Enfin, en 1756 M. *Joachim*, docteur en médecine à *Strafbourg*, donna un Traité latin * fur les avantages de la petite vérole inoculée.

M. *Hecquet* eft donc le feul médecin françois dont on voie le nom à la tête d'un ouvrage contre l'Inoculation, tandis que plufieurs d'entre eux, foit dans des thèfes ou des traités exprès, foit dans le cours de leurs ouvrages, ou par des témoignages publics, fe font hautement déclarés en fa faveur. M. de *Senac*, premier médecin du Roi, confulté par Mgr le duc d'*Orléans*, a donné une preuve publique qu'il approuvoit cette méthode. M.

---

* *Tractatio chirurgico-medica proponens quæftionem*, An variolas, &c.

Chomel, depuis doyen de la Faculté de *Paris,* m'a dit en 1754, qu'il espéroit en voir l'usage s'établir sous son décanat: M. de la *Virote* dans ses extraits du journal des savans: M.ʳˢ *le Camus* & le premier auteur du journal de médecine, ont joint leurs suffrages à ceux des journalistes étrangers. J'ai déjà cité de leur aveu M.ʳˢ *Falconnet* & *Vernage,* comme fauteurs de la petite vérole artificielle; j'en pourrois nommer un grand nombre d'autres qui pensent comme eux, & j'en sais qui sont prêts de faire inoculer leurs enfans. M. *Lieutaud* de cette académie, & médecin des enfans de France, dans son excellent traité de médecine *(publié depuis la lecture de ce mémoire)* fait des vœux pour l'établissement de cette pratique, &c. Dira-t-on encore que tous les médecins françois se sont de tout temps soulevés contre l'Inoculation?

Quant aux thèses de médecine qui paroissent défavorables à la nouvelle méthode, je n'en connois que trois, dont il faut d'abord exclure celle du 28 avril 1757, puisque l'auteur examine ce dont on n'a jamais douté, *si l'air de la petite vérole inoculée est contagieux !* peut-être a-t-il voulu ridiculiser l'opinion de ceux qui feignoient de douter que ce fût une petite vérole véritable.

La première des deux autres thèses est celle de 1723, dont j'ai déjà parlé dans mon premier mémoire, & dont l'auteur décidoit théologiquement sur les bancs des écoles de médecine un pur cas de conscience, si toutefois il est permis de donner ce nom à une question qui ne paroît pas bien sérieuse. Il s'agissoit de savoir si l'Inoculation est un crime : *an variolos inoculare nefas !* Enfin dans la thèse du 14 avril 1757, l'insertion de la petite vérole ne paroît incidemment rappelée, que pour donner lieu à des personnalités & à des expressions indécentes........ Cette thèse que le censeur de la Faculté déclara n'avoir pas lûe, ne fut célèbre que par sa suppression.

Au reste, les thèses de médecine ne présentent que l'opinion d'un particulier, & les précédentes ont été contredites par un plus grand nombre d'autres soutenues en France. La conclusion de celle que M. *Gelée* soutint à *Caen* le 12 octobre 1753, est *ergo variolis inoculatio :* je parlerai des autres à leur date.

J'ai omis en 1754 de faire mention de plusieurs ouvrages sur l'Inoculation qui ont paru en Angleterre, en Danemarck & en Allemagne depuis 1730 jusqu'en 1746, & dont je n'ai eu connoissance que depuis.

Je reprends l'histoire de l'Inoculation où je l'ai laissée dans mon premier mémoire.

ANNÉE 1754.

Les derniers ouvrages sur cette matière que j'ai pu citer alors, étoient ceux de Mrs *Butini* & *Guyot*, qui avoient précédé le mien, & celui de M. *Kirkpatrick*, que je reçus sortant de la presse de *Londres*, peu de jours avant la lecture de mon mémoire. J'ignorois que ce docteur eût donné dès 1743 un *Essai sur l'Inoculation*, qu'il avoit vu pratiquer dans les colonies angloises. Dans le même temps où parut son dernier traité, M. *James Burges*, apothicaire & grand praticien de *Londres*, publioit une petite brochure instructive, sur la manière de préparer & de conduire les inoculés. Il en a paru depuis à *Londres* quelques autres qui ne me sont point parvenues.

L'Essai apologétique de l'Inoculation par M. *Chais*, ministre de l'église françoise à *la Haye*, n'étoit pas encore public. L'auteur y traite son sujet en théologien moraliste : il s'attache particulièrement à lever les scrupules des consciences timorées. Cet écrit ne respire que la religion & l'humanité : il y règne un ton de modération & de douceur, qui n'ôte rien à la force des raisons.

Dans le cours de la même année M. *Tissot*, docteur de la faculté de *Mompellier*, établi à *Lauzanne*, y fit imprimer son *Inoculation justifiée*, l'ouvrage le plus étendu que nous ayons en notre langue sur cette matière. C'est un maître de l'art qui parle : il n'oublie rien & répond victorieusement à toutes les objections. Quoiqu'on trouve à *Paris* * des exemplaires de ces deux traités, ils ne sont malheureusement pas assez connus en France : j'ai vu des personnes qu'ils ont fait revenir de leurs préjugés ; j'en ai même vu sur qui la lecture de mon mémoire a produit le même effet.

* Chez *Briasson*, rue Saint-Jacques.

Quatre ouvrages en faveur de l'inoculation, dont trois en françois, publiés en moins d'une année, en Angleterre, en France, en Hollande & en Suisse, & leurs extraits dans les divers journaux littéraires, forcèrent enfin l'attention publique de se tourner vers cet objet. Nous étions alors en pleine paix : l'Inoculation devint la nouvelle du jour. On fit des rubans à l'inoculation ; & dès ce moment les oreilles se familiarisèrent avec un terme, qui jusqu'alors avoit à peine retenti dans nos écoles de médecine. Introduit sous la protection de la mode, on l'entendit sans effroi prononcer dans les cercles ; mais ce n'est point dans la conversation qu'on s'instruit sur un objet sérieux, qui demande de l'examen & de la discussion : du moins n'est-ce pas dans les conversations ordinaires, où l'on effleure à peine les objets, & cependant l'unique source où la plupart des gens du monde puisent leurs opinions. C'est-là qu'on voit répéter avec confiance l'objection la plus triviale, par tel qui n'a jamais attendu une réponse, & qui s'imagine ingénûment avoir un avis. J'ai souvent observé que ceux qui parloient le plus décisivement contre cette pratique, même parmi les médecins, ne répétoient que des ouï-dire, & n'avoient absolument rien lû de ce qui pouvoit les éclairer ; tandis que d'autres également prévenus contre elle, avoient vu leurs doutes se dissiper à mesure qu'ils avoient étudié la matière.

Mais il est des esprits sur lesquels la vérité dès son premier aspect a le droit de persuasion. Trois mois après la lecture de mon mémoire, j'eus l'honneur de le présenter à S. M. le roi de Pologne, duc de Lorraine. Ce prince, ami de l'humanité, fut frappé de l'efficacité d'un moyen auquel tant de gens devoient la vie ; & sur le rapport favorable du collége royal de médecine de *Nanci*, l'une des nombreuses fondations qui ont illustré son règne, il prit dès-lors la résolution d'autoriser dans ses États une méthode qui secondoit si bien les mouvemens de son cœur.

Le 24 octobre * M. *Macquart*, jeune docteur de la Faculté de *Paris*, agita dans les écoles de médecine la question,,

* *Voyez* Journal de médecine, *février* 1755.

si l'on doit communiquer la petite vérole par l'Inoculation ; & conclût pour l'affirmative, en opposant des raisons & des faits aux injures des ennemis de cette pratique.

Le 30 du même mois, trois princes de la famille royale & électorale d'*Hanovre*, qui n'avoient pas encore eu la petite vérole, la reçurent par insertion & très-heureusement. Je ne ferai plus mention des succès de l'opération, que lorsque j'y serai invité par quelque circonstance particulière. Les gazettes de *Londres* font foi * qu'on s'étonnoit alors en Angleterre que quelqu'un en France eût osé, même dans l'académie des sciences, faire l'apologie de l'Inoculation. La prévention nationale qui semble agir plus fortement sur les anglois que sur les autres peuples, & qui leur fait présumer avoir un siècle d'avance sur le reste de l'Europe en matière de raisonnement, leur permet d'oublier que l'Inoculation ne s'est établie chez eux qu'après plus de trente ans de contradictions : ils se plaisent à croire que le préjugé contre cette pratique est encore général en France ; ils s'en félicitent : ils font des vœux publics pour que nous restions dans cette erreur, & nous appliquoient dans un discours oratoire, prononcé à *Londres* en 1755, ce vers de *Virgile*, qui ressembloit à une déclaration de guerre anticipée,

> *Dii meliora piis, erroremque hostibus illum !*

Cette invective seule ne prouve-t-elle pas que la façon de penser du peuple s'étend plus loin chez nos voisins que parmi nous ? Les hommes de tout péis, quand ils pensent, ne sont-ils pas compatriotes ?

Le 26 novembre M. *Maty*, auteur d'un journal fort estimé, aujourd'hui garde de la bibliothèque du cabinet britannique, à *Londres*, voulant s'assurer par sa propre expérience que l'Inoculation de la petite vérole n'a point de prise sur ceux qui ont eu naturellement cette maladie, résolut d'en faire l'épreuve sur lui-même. Le troisième jour, les bords des deux plaies qu'il s'étoit faites au bras gauche avec un razoir, & qu'il avoit imbues de

* Voyez aussi les gazettes d'Hollande & l'*Année littéraire* de *1755*, tome *VI*, page 340.

virus

virus variolique, s'étoient rejoints comme ceux d'une égratignure; il n'eut ni mal de tête, ni le plus léger fymptôme
de la maladie *(a)*.

L'année entière 1754 fe paffa, fans qu'on parût fonger en
France à faire l'effai de l'Inoculation, & fans que perfonne
écrivît pour en décrier l'ufage.

A N N É E *1755.*

Le 1.er avril 1755, M. *Turgot* le maître des requêtes, &
le chevalier de *Malthe* fon frère, chez lefquels l'amour du
bien public eft une vertu héréditaire, firent inoculer fous leurs
yeux un enfant de quatre ans, du confentement de fa mère;
l'aîné de ces deux frères qui n'avoit pas encore eu la petite
vérole, fe propofoit de fubir la même épreuve. Un voyage à
Bordeaux fufpendit l'exécution de fon projet. Dans cet intervalle, M. le chevalier de *Chatelux,* âgé de vingt-un ans, non
moins zélé pour le bien de l'humanité, voulut donner l'exemple
à fa patrie, & en recueillir le fruit. Il fut inoculé le 14 mai *(b)* ;
la petite vérole ne parut que le 24, & fut affez abondante, à
la fin du mois il étoit parfaitement guéri. L'opération fut faite
par M. *Tenon,* alors premier chirurgien de l'hôpital de la
falpétriere, aujourd'hui de l'académie des Sciences : M. *Geoffroy,*
fils & neveu de deux de nos plus célèbres académiciens, fit à
la faculté de médecine le rapport de la cure de M. de *Chatelux*
qu'il avoit fuivie affidûment.

Dès le mois précédent, M. *Hofty* docteur-régent de la
faculté de *Paris,* étoit parti pour *Londres,* muni de recom-
mandations de notre miniftère, dans le deffein de s'inftruire
plus particulièrement fur la pratique de l'inoculation. Pendant
fon féjour de trois mois à *Londres,* M. *Hofty* fuivit le cours
de la cure de deux cents cinquante-deux inoculés, tant dans
les hôpitaux que dans les maifons particulières, depuis l'âge de
trois ans jufqu'à celui de trente-fix.

(a) *Voyez* Journal britannique, *novembre 1754.*
(b) Lettre de M. *Geoffroi,* docteur-régent de la Faculté de *Paris,*
Journal économique, juin 1755 , page 139.

I

Il attefte « qu'aucun n'eft refté marqué, que les rougeurs
» mêmes qui fouvent durent plufieurs mois après la petite vé-
» role naturelle, paffent fort vîte dans l'inoculée ; que dans l'hô-
» pital de *Londres*, fondé pour traiter cette feule maladie, de
» quatre cents foixante-treize malades foumis à l'opération, il n'en
» eft mort qu'un feul dans les quatre dernières années expirées
» le 14 de mai 1755 *, tandis que les regîtres du même hôpital
» prouvent qu'il en meurt communément de la petite vérole
» naturelle deux fur neuf, ou près d'un quart. M. *Ranbi*, premier
» chirurgien de S. M. B. avoit alors inoculé feize cents per-
» fonnes, & M. *Bell*, élève de M. *Morand*, neuf cents trois,
» le tout fans accident. Les deux falles du même hôpital, dans
» deux corps-de-logis féparés, l'une remplie de malades attaqués
» de la petite vérole naturelle, l'autre de ceux qui la reçoivent
» par infertion, forment un contrafte frappant dont M. *Hofty*
» fut témoin. Ce fpectacle, dit-il, fuffiroit pour ramener les gens
» les plus prévenus contre l'Inoculation. Elle n'a plus un feul
» adverfaire à *Londres* parmi les maîtres de l'art : médecins,
» chirurgiens, apothicaires, tous font inoculer leurs enfans ». Le
» rapport de M. *Hofty* confirme « qu'on ne connoît aucun
» exemple en Angleterre, qu'un fujet fur lequel l'inoculation
» a produit fon effet, foit par une éruption en forme, foit par
» la fuppuration des incifions, ait repris la petite vérole. Quant
» au prétendu danger que l'inoculation communique d'autres
» maladies, comme le fcorbut, les écrouelles, &c. non-feulement
» on n'en a pas d'exemple, mais il eft prouvé par le fait,
» que l'infertion faite avec de la matière prife d'un fujet infecté
» de virus vénérien, n'a communiqué que la petite vérole. La
» rougeole même ne fe complique point avec elle, quoique fon
» venin lui femble plus analogue qu'aucun autre. Dans quelques
» inoculés chez lefquels la rougeole s'eft manifeftée la première,
» elle a eu fon cours naturel, pendant lequel l'effet de l'inocu-
» lation a paru fufpendu : l'éruption de la petite vérole s'eft faite
» enfuite & n'en a pas été moins heureufe. Ainfi l'expérience a
» diffipé les feuls doutes raifonnables qu'on pouvoit former fur

* *Voyez* plus loin à la fin de l'article d'Angleterre.

le danger de l'inoculation ». Le rapport de M. *Hosty* publié dans différens journaux littéraires *(a)*, me dispense d'un plus long extrait.

Au moment où la multitude & la publicité de faits jusqu'alors trop peu connus, subjuguoit les plus incrédules, le public vit avec surprise un membre de la faculté de *Paris*, que ses yeux & sa propre expérience avoient, à ce qu'il assure, convaincu des avantages de l'inoculation, dans un temps où il étoit encore permis d'en douter, nous révéler en un même jour ses succès inconnus dans cette espèce de cure, & s'en déclarer l'ennemi *(b)* sur de purs ouï-dire, sur des rapports vagues & sur quelques allégations que lui-même savoit fausses, *ainsi qu'il en est convenu (c)*. Il est évident que supposant vrais les sept ou huit faits douteux allégués par l'auteur du libelle contre *l'inoculation*, ils ne balanceroient pas cent mille expériences contraires, discutées contradictoirement depuis quarante ans aux yeux de toute l'europe. Mais lorsque je me suis contenté de dire *(d)* que des faits rapportés sans preuve, dépourvus de dates & de circonstances qui pussent aider à les vérifier étoient suspects; quand le journaliste des savans, docteur-régent de la faculté de *Paris (e)*, sans les nier positivement, en a réfuté les conséquences; ni lui ni moi ne nous attendions, que tous ceux de ces faits, à la source desquels il seroit possible de remonter, seroient positivement niés & formellement démentis, tant par le témoignage même des garants cités, que par le décret

(a) *Mercure de France*, août 1755, p. 148. Journal de *Verdun*, même mois; Année littéraire 1755, t. *VI*, p. 242 ; Journal de médecine, &c. Recueil de *la Haye*, 1755.

(b) Dissertation de M. C***. sur l'Inoculation, *Paris*, 1755. *Voyez* Année littér. 1755, t. *V*, p. 261.

(c) Lettre de M. C***. en réponse à M. *Fréron*, Année littéraire 1756, tome *I*, page 71. M. C***. citoit le témoignage de M. *Missa*, pour accréditer un fait qu'on lui a prouvé faux; il répond, *page 18* de sa lettre à M. *Fréron*, qu'il savoit que M. *Josnet* s'étoit trompé ; &, *page 19*, qu'il savoit le contraire de ce qu'avoit dit M. *Missa*, mais qu'il ne changeoit rien dans les écrits d'autrui, & qu'il étoit fidèle quand il citoit quelqu'un.

(d) Lettre à M. l'abbé *Trublet*, année littéraire 1755 , tome *VI*, page 87.

(e) *M. de la Virotte*. Voy. son extrait, *octobre 1755*.

public porté par le collége des médecins de *Londres (a)*, assemblés extraordinairement à l'occasion de cet écrit. Le déserteur de l'inoculation n'a donc point à se plaindre de n'avoir pas été jugé par ses pairs. Avant ce temps, presque tous les journalistes, tant de littérature que de médecine, aidés de leurs troupes-légères, avoient déjà mis en poudre sa dissertation; mais les seules lettres de Mrs *Kirkpatrick* & *Maty*, insérées dans le journal étranger *(b)*, suffisoient pour l'anéantir. Je me contente d'observer que cet auteur, quoique membre de la faculté de *Paris*, n'augmente pas la liste des médecins françois, qui jusqu'à ce jour ont écrit ouvertement contre l'inoculation : cette liste commence & finit à M. *Hecquet*.

Dans le cours des années 1755 & 1756 , quelques autres brochures , la plupart anonymes, furent les écôs de la précédente. Si l'intérêt de la religion, si le zèle du bien public ont seuls conduit la plume de leurs auteurs, qui les empêchoit de combattre à visage découvert, en défendant une si noble cause ? les uns par des plaisanteries déplacées sur un objet aussi grave , semblent n'avoir cherché qu'à faire rire leurs lecteurs, en flattant le préjugé qu'ils auroient dû combattre : les autres séduits par un faux zèle, ont tenté d'alarmer les consciences délicates, par un scrupule si peu fondé, qu'on ne peut être persuadé de leur bonne foi, sans juger peu avantageusement de leurs lumières : quelques-uns sont peut-être assez à plaindre pour trouver leur excuse dans l'espérance du débit momentané d'un essai sur une matière intéressante : d'autres n'ont fait que répéter des doutes déjà très-éclaircis, & le moment qu'ils ont pris pour les publier *(c)*, rend au moins la pureté de leurs intentions suspecte.

Parmi ces auteurs, il en est qui non - seulement avouent n'avoir pas lu les ouvrages qui prouvent l'utilité de la méthode qu'ils décrient, mais qui en font gloire. Est-ce respecter le

---

(a) Qui plurima de rebus anglicis quæ falsa esse sciret temerè effutiit. Voyez *Oratio Harveïana, 1755.* Année littér. 1756, *tome II, p. 102. Voyez* Journal britannique, *nov. & déc. 1755.*

(b) Février 1756.

(d) A la veille de l'inoculation des princes de la maison d'Orléans.

public que prétendre l'éclairer, quand on fait profession d'ignorer les faits, dans une matière où les faits feuls décident?

Je vois au contraire que tous ceux qui dans leurs écrits ont pris le parti de l'inoculation, fans en excepter un feul, fe font nommés hautement, ou fait connoître. De ce nombre font tous les journaliftes *libres* de l'Europe, tant nationaux qu'étrangers. Organes de la littérature & de la philofophie, chez les nations éclairées, & trop fouvent peu d'accord entre eux, dans les jugemens qu'ils portent fur des matieres de goût, ils femblent s'être réunis, pour célébrer les avantages du nouveau préfervatif; comme dans les vœux qu'ils font pour fon établiffement & fes progrès. Juges clairvoyans, inftruits, défintéreffés.... que dis-je? la plupart médecins de profeffion & qui pourroient, à ce titre, être tentés de décrier la petite vérole artificielle, fi le motif de l'intérêt perfonnel l'emportoit chez eux fur l'amour du bien public.

Je m'en tiens à ces obfervations générales, fans en faire d'application particulière à chacun des différens écrits publiés depuis quatre ans fur la matière que je traite, & fans y répondre plus en détail. Ce n'eft pas que je prétende accufer de mauvaife foi tous ceux qui fe font déclarés contre l'Inoculation ; il en eft fans doute qu'il feroit injufte d'en foupçonner: je ne laifferai pas leurs objections fans réponfe.

Les inoculations continuèrent pendant l'automne de 1755, & déjà l'on parloit d'en établir l'ufage dans l'hôpital des enfanstrouvés de *Paris :* moyen d'autant plus affuré de conferver à l'État un grand nombre de citoyens, que l'on fait combien peu de cette claffe échappent aux maladies de l'enfance, & fur-tout aux épidémies varioliques. La propofition de cet établiffement alloit être faite, lorfqu'un malheureux accident fufpendit à *Paris* les progrès de la nouvelle méthode. Une mère tendre & courageufe prit la réfolution de faire inoculer fa fille aînée, âgée de dix-fept ans. Sa fœur cadette qui en avoit quatorze, demanda la même grace à fa mère avec inftance, alléguant pour l'obtenir, le rifque qu'elle courroit de prendre par contagion la maladie de fa fœur, dont elle ne pouvoit pas s'éloigner. La jeune perſonne avoit été réglée pour la première fois, il y avoit ſix mois, & n'avoit eu depuis aucune évacuation périodique. Comme ſa ſanté ne paroiſſoit point en être altérée, on ne fit pas attention à cette ſuſpenſion, & l'inoculateur aſſure qu'il n'en fut point inſtruit : cependant cette circonſtance vint à la connoiſ-ſance de M. *Hoſty*, & lui fit augurer mal de l'évènement, avant même que la malade qu'il ne connoiſſoit pas, fût en danger. Quoi qu'il en ſoit, les règles ſurvinrent en forme de perte. Cet accident rentroit dans le cas des petites véroles na-turelles & imprévues, dans leſquelles il eſt aſſez ordinaire : il exigeoit de nouveaux ſecours que la malade ne reçut point à temps : la frayeur augmenta le danger : elle y ſuccomba. Sa ſœur qui n'étoit point dans les mêmes circonſtances, eut une petite vérole très-bénigne *.

Ce triſte évènement ne pouvoit affecter que ceux qui ne raiſonnent, ni n'examinent. Auſſi le 13 novembre ſuivant M. *Morizot des Landes*, aujourd'hui docteur-régent de la Faculté, vengea l'Inoculation dans les écoles de médecine de *Paris*, de l'inſulte qu'elle avoit reçue ſur les mêmes en l'année 1723. Il prouva dans ſa thèſe que ſon uſage convenoit particulièrement aux habitans de *Paris*. Je n'ai pas une liſte exacte des thèſes ſoutenues en faveur de cette doctrine en diverſes univerſités du royaume : je ſais ſeulement qu'elle a déjà trouvé des défenſeurs dans le collége des médecins de la ville de *Marſeille*, dans les univerſités de *Paris*, de *Caen* & de *Straſbourg*, ſans parler de celles d'*Avignon* & de *Pont-à-Mouſſon*.

Je n'oſe louer le *Recueil de pièces intéreſſantes ſur l'Inocu-lation*, imprimé cette année à *la Haye*. Mes éloges ſeroient trop ſuſpects.

ANNÉE 1756.

Il y a bien loin de la conviction intérieure d'une vérité à la fermeté néceſſaire pour la mettre en pratique, ſur-tout quand cette vérité choque les préjugés les plus univerſellement reçus, & plus encore quand les mouvemens de la nature fortifient ces

* *Voyez* Journal économique, *novembre 1755.*

préjugés. Que de pères intérieurement convaincus des avantages de l'Inoculation, ne peuvent se résoudre à la pratiquer sur leurs enfans! Une pareille résolution exige un courage d'esprit beaucoup plus rare que cette valeur brillante qui captive plus fréquemment nos hommages. Monseigneur le Duc d'*Orléans* a donné des preuves de l'un & de l'autre : ce Prince persuadé par un examen réfléchi, qu'il est du devoir d'un père de prévenir, autant qu'il est en son pouvoir, les dangers dont la vie de ses enfans est menacée, se détermina de son propre mouvement à faire inoculer Mgr le Duc de *Chartres* & *Mademoiselle*. Des vies si précieuses ne pouvoient être confiées à des mains trop sûres. M. de *Senac*, premier médecin du roi, applaudit aux vues de S. A. S. & décida le choix de ce prince en faveur de M. *Tronchin*. Cette préférence étoit due à un médecin qui avoit inoculé son propre fils, & dont la grande expérience dans cette pratique en rendoit le succès plus assuré. M. *Tronchin* fut appelé dès le commencement de l'année 1756 à *Paris* : le jeune prince & la princesse sa sœur furent inoculés le 12 mars suivant. L'un & l'autre jouissent depuis ce temps d'une parfaite santé.

On n'avoit presque vu l'inoculation pratiquée que sur des enfans sous les yeux de leurs pères : M. le chevalier de *Chatelux* étoit jusqu'alors le seul adulte qui s'y fût soumis. Cependant cette opération en préservant la vie, a de plus le rare privilége de conserver la beauté ; & c'est sur-tout aux dames ; ce n'est pas même à toutes, qu'il appartient d'en tirer ce double avantage. Trois d'entr'elles, qu'on auroit pu choisir pour en établir la preuve, furent les premières à donner cet exemple à leur sexe : Mme la comtesse *Walle*, Mme la marquise de *Villeroi*, Mme la comtesse de *Forcalquier*, osèrent se faire inoculer. Ce fut M. *Tronchin* qui dirigea l'opération des deux dernières, ainsi que beaucoup d'autres, pendant son séjour à *Paris*. Les plus célèbres furent celles de M. *Turgot*, maître des requêtes, de M. le marquis de *Villequier*, du fils de M. d'*Héricourt*, ancien Intendant des galères, de celui de M. de *Vernege*, major des chevaux-légers de la garde, & celle du fils aîné de M. le duc d'*Estissac*. M. *Hosty* partagea l'honneur de cette dernière cure avec M. *Tronchin*, comme avec M. *Kirkpatrick* celle de M. le comte de *Gifors*, deftiné à caufer les regrets de la France par une mort glorieufe. Au printemps de la même année M. *Hofty* feul avoit inoculé Mme la comteffe *Walle*, Mlle *Quanne*, les deux fils de M. le marquis de *Gentil*; & l'automne fuivante il inocula M. le marquis de *Belzunce*, âgé de quatorze ans.

Dans ce même temps à peu-près il fortit de la preffe deux ouvrages fur la même matière; mais d'un genre fort différent. Le premier eft un recueil curieux de pièces intéreffantes fur l'Inoculation, la plupart peu connues ou qui n'avoient point encore paru dans notre langue : telles que les relations des premiers fuccès de la petite vérole artificielle en Angleterre, par Mrs *Jurin* & *Scheuchzer*, l'un fecrétaire, l'autre membre de la fociété royale. Il contient plufieurs autres extraits de productions angloifes, avec des réflexions de l'éditeur: le tout eft fuivi d'un catalogue raifonné des divers écrits publiés juf-qu'alors fur le même fujet. Cette collection, différente de celle imprimée à *la Haye*, & beaucoup plus nombreufe, eft dûe à M. *Montucla*, de l'académie de Pruffe, auteur modefte de la nouvelle hiftoire des mathématiques, où il montre autant d'érudition que de connoiffances dans les différentes parties de ces fciences.

Dans le fecond ouvrage, l'Inoculation eft *déférée folemnel-lement*, par un anonyme, *à noffeigneurs les archevêques & évêques de France, à tous meffieurs les curés & autres eccléfiaf-tiques ayant la charge des ames, à tous meffieurs les docteurs en théologie, &c. à tous noffeigneurs les magiftrats ayant la grande police de l'État.* Ce titre abrégé de l'épitre dédicatoire, & l'épigrafe, *agitur enim de pelle humanâ,* fuffifent pour donner une idée de l'ouvrage & de l'auteur. Il ne paroît pas que ce livre ait produit tout l'effet qu'en attendoit le pieux dénonciateur; cependant la communauté de prêtres, auxquels le roi de Pologne, duc de Lorraine, a confié la direction d'une maifon qu'il a fondée à *Nanci*, a cru qu'il lui étoit réfervé de faire droit fur la dénonciation négligée par meffieurs les évêques: en conféquence ils fe font oppofés à l'exécution des ordres

qu'avoit

qu'avoit donnés Sa Majesté Polonoise, après avoir consulté son
collége de médecine, pour inoculer les orphelins qu'elle entre-
tient dans cette maison : ce prince n'a pas voulu faire usage
de son autorité. Il est mort, depuis quatre ans, plusieurs de
ces enfans, auxquels il est évident que l'inoculation auroit
conservé la vie. Ceux qui ont mis obstacle à l'exécution des
ordres du roi de Pologne, & ce ne sont pas les seuls directeurs
de la communauté, n'ont pas informé le public des raisons
qu'ils ont eues, de ne pas sauver les victimes qu'ils auroient
pu dérober à la mort.

ANNÉES 1757 & 1758.

Je ne donnerai qu'une simple liste des inoculations faites
à *Paris* en 1757 & dans le cours de la présente année 1758,
la plupart sous la direction de M. *Hosty.* Au printemps de
1757, la fille du baron de *Prangin*, celle de M. le duc
d'*Aiguillon* & M.lle d'*Étancheau*, sur qui l'insertion ne prit pas :
on a vérifié depuis qu'elle avoit eu la petite vérole dans son
enfance au couvent de la *Magdeleine de Traisnel* * : au mois
de septembre suivant, le fils unique de M. le marquis de
Courtivron de cette académie.

Les inoculations ont été plus nombreuses cette année : voici
les principales. Au printemps, Mad.lle de *Vaucanson*, fille de
l'académicien, a prouvé qu'un enfant de neuf ans étoit capable
de résolution. C'est M. *Hosty* qui l'a traitée, ainsi que le fils
de M. *Bouffé* banquier, Mad.lle de *Loches*, un fils de M. le
marquis de S.t *Vians*, & tout récemment aux mois de septembre & d'octobre derniers, un fils de M. le comte d'*Houdetot*,
âgé de quatorze ans, dont l'aîné venoit de mourir de la petite
vérole naturelle à l'armée; enfin Mad.e la comtesse de *Gacé* qui
avoit beaucoup à perdre par la maladie qu'elle a prévenue. M.lle de
Senecterre, petite fille du maréchal de France, avoit été préparée
par M. *Hosty*, M. *Petit*, médecin de M. le duc d'*Orleans*, a
conduit l'inoculation. Je ne parle point de plusieurs autres moins
célèbres, ni des premières expériences également heureuses faites

* *Voyez* Mercure de France, *Janvier* 1758, *volume I, page* 117.

à *Paris* fur des gens obfcurs: je n'ai cité que les noms les plus connus.

Ce n'eft pas feulement dans la capitale que cette méthode s'eft étendue depuis 1754; mais dans diverfes villes du royaume. Elle a été pratiquée à *Nifmes*, à *Lyon*, à *Bordeaux*, à *Nantes*, à *Rennes*, à *Angers*, & dans plufieurs autres lieux dont je ne fuis pas exactement informé, mais je fais qu'en France comme en Hollande, plufieurs perfonnes par des rai-fons particulières fe font contentées de fe mettre fecrètement eux ou leurs enfans fous la fauve-garde de l'inoculation, fans en faire confidence au public. On trouve cependant dans le journal de médecine de feptembre 1757, le détail de la cure d'une petite vérole inoculée avec fuccès à *Nifmes* par M. *Razoux* docteur de *Montpellier*; M. *Deidier* de la même faculté, n'a pas moins heureufement réuffi dans la même ville de *Nifmes* en deux autres occafions. Mais c'eft fur-tout à *Lyon* que les expériences fe font multipliées fur des gens riches & des fils uniques, par Mrs *Graffot* & *Pouteau*, docteurs en médecine & de l'académie royale de chirurgie. Le premier a fait un affez long féjour à *Genève*, où il étoit allé pour s'inftruire dans la pratique de l'infertion. Le nombre de leurs opérations approche de cent en 1758. Aucune n'a été funefte : ce qui n'empêche pas que la méthode, à *Lyon* comme ailleurs, n'ait fes ennemis, qui fe fervent, comme on a fait à *Londres*, en Hollande & à *Paris*, de toutes fortes d'armes pour la combatre: tantôt en répandant de faux bruits: tantôt en attribuant à l'inoculation des accidens étrangers: tantôt en fuppofant que la diéte & le régime d'une trop longue préparation ont affoibli le tempérament des ino-culés. Si ce dernier fait étoit vrai, ce ne feroit pas à l'inoculation qu'il faudroit s'en prendre : mais qu'on interroge les perfonnes intéreffées, les pères & mères, les parens, les inoculés mêmes; perfonne ne fe plaint, & tous fe louent des opérateurs. Trois des plus belles femmes de la ville, qu'on a détournées de la réfolution qu'elles avoient prifes de fe faire inoculer, victimes de la petite vérole naturelle, ont payé de leur vie le mauvais confeil qu'on leur a donné. Plufieurs perfonnes de la même ville, de celle dë *Grenoble*, & même de *Paris*, ont été fe faire inoculer à *Genève*, fous la direction de M. *Tronchin*; Mad.ᵉ la marquife de *Baral-Montferrat* y a conduit dans cette vue le feul enfant qui lui reftoit, & l'a ramené en parfaite fanté.

On peut compter depuis quatre ans en France au moins deux cents perfonnes inoculées : la moitié font des adultes pour qui le danger de la petite vérole eft plus grand que pour les enfans. De ces deux cents perfonnes, cent quatre vingts au moins auroient eu cette maladie, & la feptième partie, c'eft-à-dire plus de vingt-cinq, qui en feroient mortes, doivent la vie à l'inoculation. N'eft-ce donc rien que la vie de vingt-cinq citoyens? A la vérité c'eft un affez petit nombre de victimes fauvées, fur quatorze ou quinze cents, au moins, que la petite vérole immole, année commune, dans la feule ville de *Paris* *, & qu'on pourroit fouftraire à fes coups ; mais fi nous ne lui en dérobons pas un plus grand nombre, ce n'eft la faute ni de la méthode, ni de ceux qui font des vœux pour en voir l'ufage généralement établi parmi nous.

J'ai rapporté de fuite ce qui s'eft paffé depuis quatre ans en France à l'égard de la petite vérole artificielle. Donnons un coup d'œil rapide fur fes progrès dans le refte de l'Europe depuis 1754.

Ce que j'ai dit à l'occafion du voyage de M. *Hofty*, fuffit ANGLETERRE, pour donner une idée de l'inoculation en Angleterre : j'ajouterai feulement, d'après le même auteur, que depuis plufieurs années elle n'y a plus un feul adverfaire parmi les gens de l'art. Médecins, chirurgiens, apothicaires, tous font inoculer leurs enfans. Faut-il chercher une autre preuve de la fûreté de ce préfervatif? Et que faut-il de plus qu'un tel exemple, pour déterminer ceux qui ne font pas en état de juger par eux-mêmes avec connoiffance de caufe?

Au lieu d'un mort fur quatre cents foixante-treize inoculés,

---

* Cette affertion n'eft pas gratuite : il eft prouvé, par les liftes mortuaires des grandes villes, que la petite vérole enlève, année commune, tout au moins le quatorzième des morts, dont le nombre total eft de vingt mille, année commune à *Paris*. Donc, le quatorzième eft 1428.

qu'on lit dans la relation de M. *Hofty*, je vois, par une liste postérieure, imprimée à *Londres*, de quatre années expirées le 21 décembre 1755, que sur cinq cents quatre-vingt-treize inoculés, il en est mort un seul. Il en mourroit davantage dans un mois, d'un pareil nombre de personnes actuellement en santé, prises au hazard & sans chóix.

HOLLANDE.   Dès 1748, M. *Tronchin*, alors inspecteur du collége des médecins d'*Amsterdam* avoit introduit en cette ville l'usage de la petite vérole artificielle, en la communiquant à l'un de ses fils, après avoir vu l'autre prêt à succomber sous la naturelle. Alors & depuis son retour de *Genève* en Hollande en l'année 1754, il fit un assez grand nombre d'expériences, suivies des plus heureux succès; sur des têtes chères & précieuses à l'État. Depuis ce temps M. *Chais* par son essai apologétique, M. *Schwenke*, professeur d'anatomie à *la Haye*, & plusieurs habiles médecins, ont, par leur suffrage, leur propre expérience & leurs écrits accrédité de plus en plus l'opération. L'avis important sur l'I-noculation publié par M. *Schwenke* en françois en 1756 à *la Haye*, est sur-tout digne d'attention; il contient des faits récens & curieux, & en particulier sur les ravages de la petite vérole naturelle au cap de *Bonne-espérance* en 1755.

Une société de médecins & de chirurgiens de la ville de *Rotterdam*, que le seul amour du bien public peut avoir réunis, ont donné en commun un traité fort ample de l'inoculation. Cet ouvrage grand *in-8°* a paru en 1757 en hollandois: il est divisé en quatre parties. La première offre en deux colonnes un parallèle suivi des effets de la petite vérole naturelle & de l'artificielle, & une table qui présente les résultats de cette comparaison: dans la seconde on rapporte les autorités pour & contre l'inoculation; on y trouve une liste de la plupart des ouvrages publiés sur cette matière suivant l'ordre des temps & des lieux: la troisième partie contient les objections & les réponses; on y entre dans le plus grand détail: la quatrième qui appartient plus proprement encore aux auteurs de l'ou-vrage, est un rapport détaillé de leurs procédés, de leurs succès & des cas singuliers qu'ils ont observés. Leur conclusion eft que, bien qu'ils fuffent déjà prévenus en faveur de l'inoculation, avant de l'avoir pratiquée, les fuccès ont furpaffé leur attente. Il feroit à fouhaiter que ce livre fut traduit en françois. Plufieurs autres bons ouvrages de Hollande, écrits dans la langue du péis, font perdus pour le refte de l'Europe.

Depuis la lecture publique de ce mémoire, j'ai recueilli les circonftances fuivantes d'une lettre que M. *Werlhof* plus connu par fon nom & fes ouvrages que par fon titre de premier médecin du roi d'Angleterre dans l'électorat d'*Hanovre*, écrivoit à feu M. de *la Virotte*, & dans laquelle il répondoit à diverfes queftions que j'avois prié ce jeune médecin de lui faire. L'inoculation du feu prince de Galles en 1723, avoit été fuivie de quelques autres dans la même ville; mais depuis le départ de M. *Maitland* pour *Londres* en 1727, & fur-tout depuis le départ du prince, elle avoit été négligée jufqu'à ces derniers temps, qu'elle a repris un nouveau crédit. M. *Werlhof*, avec le concours de fon confrère M. *Ebell*, inocula d'abord le petit-fils de M. de *Hugo* fon prédéceffeur, & depuis il a fait plufieurs autres opérations. Feu M. *Berger* avoit déjà renouvelé la pratique de l'inoculation à *Zell*, d'où elle s'eft répandue dans tout l'électorat & dans les villes voifines avec les plus brillans fuccès : à *Gottingen*, fous la direction de M. le profeffeur *Roederer:* à *Hambourg*, fous celle de M. *Middleton* anglois: à *Brême*, fous les yeux des médecins *Gondola* & *Duntze*, l'épreuve dans une maifon établie exprès par le magiftrat, après que M. le comte de *Lynard* eût fait inoculer fes propres enfans; à *Goltha*, fous l'infpection de Mrs *Sultzer* & *Krugelftein*, médecins du duc régnant, & dont le premier avoit donné l'exemple fur fa propre famille. De plufieurs centaines d'inoculations que l'on compte dans le péis, une feule a été malheureufe.

En feptembre 1754, les gazettes nous apprirent que Mme la comteffe de *Bernsdorff*, jeune & riche héritière, venoit d'être inoculée à *Copenhague* avec le plus grand fuccès. La fupériorité des lumières de M. le comte de *Bernsdorff* fon mari, ci-devant miniftre de Danemarck en France, aujourd'hui fecrétaire

ÉLECTORAT D'HANOVRE.

DANEMARCK.

K iij

d'Etat en fa patrie, me rend fon témoignage trop flatteur pour ne pas m'en glorifier. Il m'a fait l'honneur de m'écrire que je l'avois convaincu. C'eft-à-dire que j'ai eu le bonheur d'expofer le premier à fes yeux une vérité qui n'étoit bien connue qu'en *Angleterre*, & qu'on avoit pris à tâche d'obfcurcir par-tout ailleurs. Les circonflances fuivantes des progrès de l'Inoculation en *Danemarck*, font tirées d'un mémoire de M. *Berger*, premier médecin de S. M. D. que M. le comte de *Schmettaw* a eu la bonté de m'envoyer au mois de mars dernier : j'en conferverai les expreffions.

« Depuis l'exemple qu'a donné Mme la comteffe de *Bernsdorff* » au mois d'août 1754, l'Inoculation gagne tous les jours en » ce royaume : au printemps de 1755, plufieurs pères de famille » garantirent par cette méthode leurs enfans des fuites funeftes de la petite vérole naturelle ». (*Les trois fils de M. le comte de Schmettaw font de ce nombre : c'eft lui-même qui me l'écrit.*) « La même année S. M. D. toujours attentive au » bonheur de fes fujets, accorda un fonds annuel pour l'Inocu- » lation des pauvres enfans. On fait les préparatifs & l'opération » dans une maifon deftinée à cet effet : on tranfporte enfuite les » enfans inoculés dans une autre pour les traiter. Aucun d'eux » n'a eu de fymptômes fâcheux : aucun n'a été marqué. Trente- » fix heures après l'éruption ils fe portoient bien, & n'ont pas » eu de fièvre fécondaire. On en a inoculé à deffein plufieurs » qui avoient eu déjà la maladie : les uns naturellement, les autres » par infertion : l'opération n'a produit fur eux aucun effet. Le » nombre des enfans inoculés depuis 1755, à *Copenhague*, eft » affez confidérable : il n'en eft mort aucun. Un étudiant en » paffant en Jutland, a fauvé la vie à plus de cent enfans par cette » méthode ; un chirurgien habile, à *Drontheim* en Norvège, en a préfervé plus de trente par le même moyen *. »

SUÈDE.   Une lettre de *Stockolm*, du 7 février dernier, de M. le fé- nateur baron de *Scheffer*, ci-devant envoyé extraordinaire de *Suède* à notre cour, dont il a emporté les fuffrages ainfi que

---

* *Voyez* le mercure danois, fix derniers mois 1754, & le tome XIX de la nouvelle bibliothèque germanique, *page 283.*

les regrets de tous ceux qui l'ont connu, m'apprend « qu'au
printemps de 1755, au retour du médecin suédois (M. «
Schultz), envoyé par ordre du gouvernement à *Londres*, pour «
s'instruire sur la pratique de l'Inoculation, on lui confia les «
enfans qu'on élève à *Stockolm* aux dépens de l'État pour les «
inoculer : que l'Inoculation réussit à souhait : que beaucoup de «
particuliers suivirent cet exemple : que la ville de *Gottembourg* «
vient d'établir à l'imitation de *Londres* un hôpital pour l'Ino- «
culation : qu'on est actuellement occupé à *Stockolm* à faire le «
même établissement ; & que plusieurs autres villes paroissent «
disposées à rendre le même service à leurs habitans : qu'on «
travaille à rendre l'Inoculation universelle par tout le royaume, «
pour en étendre les secours dans les campagnes ; sur-tout aux «
laboureurs, dont les enfans périssent en grande quantité par la «
petite vérole ; eux qui font la plus grande richesse de l'état, «
& qu'il importe par conséquent si fort de conserver & de «
multiplier (je ne change rien aux termes) : enfin qu'un cé- «
lèbre médecin de *Stockolm*, M. *Rosen*, avoit fait inoculer toute «
sa famille. »

J'ai reçu depuis une médaille frappée à *Stockolm* en l'honneur
de l'Inoculation. Le type est un autel d'*Esculape* entouré d'un
serpent, emblême de la petite vérole, avec ces mots pour
légende, *sublato jure nocendi*. Au revers on voit une couronne
civique, au dedans de laquelle on lit *ob infantes civium felici*
ausu servatos, & sur le lien de la couronne le nom de Mme
la comtesse de *Géers*, la première dame suédoise qui l'a méritée
en faisant inoculer ses enfans.

M. *Schultz*, à son retour d'Angleterre, a publié sur cette
matière & dans sa langue un ouvrage qu'on a traduit en anglois.

L'état de l'Inoculation à *Genève* est assez connu. Sur plus GENÈVE.
de deux cents expériences favorables, on n'en compte qu'une
seule malheureuse, dont tout le danger avoit été prévu par le
médecin qui s'y refusoit, & qui l'a faite contre son gré. Aussi
la méthode n'a-t-elle rien perdu de son crédit à *Genève* ; mais
plus d'une raison qu'il est facile d'imaginer, s'oppose à sa propa-
gation parmi le peuple.

SUISSE. Elle a paſſé de *Genève* en *Suiſſe* dès 1753 : une dame de *Lauzanne* voyant que ſon fils ne prenoit pas la petite vérole de ſes deux ſœurs qui l'avoient très-bénigne , l'inocula elle-même & mit ſa vie en ſureté. En 1756 M. *Tiſſot* , auteur de l'*Inoculation juſtifiée* , avoit déjà dirigé quarante - deux inoculations dans la même ville ſans accident. On en comptoit un aſſez grand nombre d'autres à *Neuchâtel* & dans d'autres villes de *Suiſſe* , toutes également heureuſes.

A *Berne* en 1757 , M. *de Haller* , préſident de l'académie de *Gottingen* , dont les plus grands médecins ne récuſeront point le ſuffrage , & dont les plus grands poëtes pourroient envier les talens , après avoir ſoutenu l'Inoculation par ſes écrits , après avoir perſuadé pluſieurs pères , & changé leurs préjugés en remercimens , a fini par inoculer ſa propre fille.

A *Bâle* , M.ʳˢ *Bernoulli* , dont le nom ſeul pourroit à pluſieurs titres autoriſer une opinion douteuſe , ne ſe ſont pas contentés de ſe déclarer ouvertement en faveur de l'Inoculation , & d'obtenir pour les premières épreuves l'approbation des facultés de médecine & de théologie de *Bâle* : le cadet des deux frères , M. Jean *Bernoulli* & le ſeul marié , voulut y joindre ſon exemple. Il fit inoculer en 1756 les deux plus jeunes de ſes fils ; & l'année dernière leur frère aîné. Ce jeune philoſophe qui dès l'âge de douze ans marche ſur les traces de ſes pères , à peine convaleſcent ſignala ſa reconnoiſſance envers l'Inoculation dans un diſcours latin prononcé dans l'Univerſité de *Bâle* , & d'autant plus perſuaſif pour ſes auditeurs , que la préſence & la ſanté de l'orateur , chez qui le mal n'avoit pas laiſſé de traces , étoient une preuve vivante qui donnoit un nouveau poids à ſes raiſons.

ITALIE. L'automne de l'année 1754 fut fameuſe en *Italie* par le ravage que fit la petite vérole naturelle dans pluſieurs endroits de la *Toſcane* & de l'État eccléſiaſtique , ſur-tout à *Rome*. Selon les liſtes des curés de cette capitale , dreſſées par ordre du feu pape *Benoît XIV* , le nombre des morts emportés par cette maladie montoit à près de deux mille perſonnes dès la fin d'octobre * , temps où l'épidémie n'avoit pas encore eu

* Gazette de France.

la

la moitié de son cours, dans une ville où le nombre annuel de tous les morts est d'environ cinq mille, & où par conséquent celui des morts de la petite vérole ne passe guère trois cents cinquante. Tandis que ce fléau dévastoit la capitale, l'Inoculation à trente lieues de R..me sauvoit autant de vies qu'on lui en avoit confiées.

J'eus occasion de m'instruire de ses progrès sur les lieux mêmes au commencement de l'année suivante 1755 : j'étois alors en *Italie*. Je trouvai cette méthode établie à *Livourne*, où le consul & la plupart des négocians anglois habitués en cette ville, avoient fait inoculer leurs enfans, & tous heureusement. M. l'abbé *Venuti*, associé-étranger de l'académie des belles-lettres, & prevôt de l'église de *Livourne*, qui me reçut chez lui, & me fit l'honneur de traduire mon mémoire en italien, m'apprit que l'Inoculation étoit pratiquée depuis plusieurs années dans l'intérieur du péis, dans la ville & dans les environs de *Cita di Castello*, sur les confins de la Toscane & de l'État ecclésiastique, & qu'il avoit été témoin que ce moyen employé par Mme la marquise *Buffalini*, avoit sauvé la vie à tous les enfans de ses terres, dans un temps où tous ceux du même canton succomboient sous la malignité de l'épidémie. La même dame avoit inoculé trois de ses propres enfans de sa main. Elle tenoit cette recette du docteur *Peverini*, médecin pensionné de la ville de *Citerna*. M. l'abbé *Venuti* voulut bien, à ma prière, écrire à ce docteur, dont il reçut peu de temps après les éclaircissemens suivans; d'après lesquels on seroit tenté de croire que l'intention de ce médecin avoit été, dans son premier essai, de décréditer l'opération; mais en ce cas, il a bien expié depuis la mauvaise opinion qu'il avoit d'abord eue de la méthode.

Il fit sa première opération sur une petite fille de cinq ans presque étique & couverte de galle, nourrie par une mère infectée du mal vénérien. La pointe d'une épingle plongée dans une pustule d'une petite vérole confluente dont le malade mourut, fut l'unique instrument qu'employa M. *Peverini*. Deux heures après avoir percé ce bouton, il fit avec la même épingle une légère piquûre à l'enfant, qui ne s'en aperçut pas. Le septième

L

jour la piquûre s'enflamma: le dixième la fièvre furvint, la petite
vérole fuivit, il ne parut qu'onze grains. Nulle fièvre de fuppuration: on ne put contenir l'enfant au lit: elle guérit en même
temps de fa galle & prit de la couleur & de l'embonpoint.
Encouragée par cet exemple, la mère fit la même opération
à fon autre fille âgée de neuf ans. Celle-ci ne fut pas plus
malade que fa fœur: elle eut vingt-fix grains. La matière de
fa petite vérole fervit au même médecin à faire cinq autres
expériences non moins heureufes, fur autant d'enfans. Alors il
n'héfita plus à divulguer fon fecret.

Il fit plus de deux cents inoculations. Très-peu de fes malades
eurent la feconde fièvre: aucun ne mourut: aucun ne fut marqué: tandis qu'il périffoit un tiers de ceux qui étoient attaqués
de la petite vérole naturelle, & qu'un auffi grand nombre
demeuroient aveugles ou défigurés. Dans les campagnes
voifines, les mères, effrayées de la multitude des accidens,
embrafsèrent avec ardeur cet heureux fpécifique, & la tendreffe
maternelle aidée de la crainte du danger l'emportant fur les
fcrupules, elles inoculoient leurs enfans pendant leur fommeil
& fouvent à l'infu de leurs pères *. L'exemple du docteur
Peverini fut fuivi de près par le docteur *Evangelifti*, médecin
de *Monterchi*. Celui-ci trouva plus commode de fe fervir de
la lancette & d'un fil de coton imprégné de la matière, au
lieu d'employer l'aiguille: on crut remarquer que les petites
véroles qu'il communiquoit, étoient plus abondantes, mais
non plus dangereufes. Sur deux cents inoculés, à peine il en
perdit un; & ce fut plutôt par le mauvais régime du malade,
que par la violence du mal.

A mon arrivée à *Rome* au mois de mai 1755, je trouvai la
contagion ceffée; mais la plaie faignoit encore: on difoit publiquement qu'il étoit mort quatre mille perfonnes de la petite
vérole depuis l'été de l'année précédente. Quelqu'un avoit écrit
de France par plaifanterie, & m'en avoit averti avant mon
départ, que j'allois à *Rome* pour folliciter un bref en faveur

---

* Voyez *Giornale de leterrati di Roma*, *Luglio* 1755. Journal étranger,
octobre 1756, p. 50.

de l'inoculation. Ce bruit fe répandit & fut pris très-férieu-
fement. Feu M. le cardinal *Valenti*, premier miniftre du feu
pape *Benoît XIV* me dit expreffément, lorfque j'eus l'honneur
de lui être préfenté par M. l'ambaffadeur de France, aujourd'hui
M. le duc de *Choifeul*, que fi, pour autorifer l'ufage de la nouvelle méthode en France, on n'attendoit qu'une approbation du
faint-fiége, la chofe ne feroit aucune difficulté. Je ne répondis
que par une révérence. Dans une feconde audience, S. E. me
remit fix exemplaires d'une nouvelle traduction italienne de mon
premier mémoire, faite & imprimée à *Rome* par fon ordre *(a)*.

Dans les converfations que j'avois eues à *Florence* avec
M. le comte de *Richecour*, préfident du confeil de régence de
Tofcane, au fujet de l'inoculation, ce miniftre l'avoit jugée affez
avantageufe au bien de l'État pour l'établir cette même année à
Sienne par autorité du gouvernement, fous la direction du
docteur *Peverini*. Les premières expériences *(b)* s'en firent avec
fuccès le 1.er octobre fur quelques enfans-trouvés dans l'hôpital
de *la Scala*.

L'année fuivante on fit les mêmes épreuves à *Florence* &
fous la même protection. Les docteurs *Targioni* & *Scutellari*,
furent chargés de conduire l'opération. Le premier déjà connu
avantageufement dans la république des lettres par un voyage
de Tofcane fort eftimé, donne dans fa relation, imprimée
l'année dernière à *Florence*, le détail du traitement de fix enfans
& de la fille de M. *Saucedoni*, patricien de la ville de *Sienne*:
tous inoculés à *Florence* avec le fuccès ordinaire dont je ne
parle plus, pour éviter les répétitions.

Au printemps de 1756, une petite vérole épidémique de
la plus grande malignité s'étant manifeftée aux environs
d'*Anghiari*, un grand nombre de perfonnes de cette ville,

(a) Cette feconde traduction eft de M. l'abbé *Petroni*, Secrétaire de feu S. É. M. le Cardinal *Valenti*. Pour abréger quelques formalités qui pouvoient en retarder la publi-cation, l'édition porte au titre le nom de *Lucques*, quoique faite à *Rome*, où elle fe vend publiquement chez les frères *Pagliarini*, place de *Pafquin*. Ceci eft pour prévenir l'objection qu'on pourroit faire, en voyant le nom de *Lucques*.

(b) Journal étranger, octobre 1756, p. 70.

principalement parmi la nobleſſe, eurent recours à l'inoculation.
Une lettre du doćteur *Ranieri Gamucci*, profeſſeur en médecine
de *Borgo-ſan-ſepolcro*, inférée dans les nouvelles littéraires de
Florence, expoſe la préparation & le régime qu'il a fait obſerver
à ſes malades; mais en même-temps il avoue que ceux qui
moins ſcrupuleux que lui, n'ont pas apporté les mêmes attentions, n'ont pas moins bien réuſſi. Cependant n'eſt-il pas à
craindre que des gens imprudens, enhardis par le prodigieux
ſuccès des premières expériences faites en Italie, & regardant
comme toujours ſuperflues des précautions qui, dans certains
cas au moins, & pour certains ſujets, paroiſſent néceſſaires, ne
s'expoſent légèrement à des accidens qui pourroient les faire
repentir de leur témérité, & au riſque de décréditer une méthode
ſi ſalutaire quand on ſait l'employer prudemment? Je répète
ici les réflexions que j'entens faire aux maîtres de l'art, mais
il faut convenir que dans tout ce qui concerne l'inoculation,
c'eſt ſur-tout l'expérience qu'il faut conſulter.

Une lettre du 1.ᵉʳ avril 1757, du doćteur *Pauli* à feu
M. de *la Virotte*, porte que toutes les inoculations tentées à
Lucques n'ont produit que des petites véroles de la meilleure
eſpèce, quoiqu'il y en eut aux environs de confluentes &
de très-malignes. Il a continué cette année d'inoculer avec le
même ſuccès, & promet de publier bientôt un ouvrage ſur
cette matière.

J'ai eu communication dès 1755 à *Rome*, de deux diſ-
ſertations manuſcrites du doćteur *Lunadei* premier médecin
d'*Urbin*, qui ont pour titre *La méthode de l'inoculation éclair-
cie, ſoutenue & pratiquée dans l'État eccléſiaſtique même*. On en
trouvera l'extrait dans le journal des ſavans de *Rome*, de juillet
1755, & dans le journal étranger, oćtobre 1756. Ce doćteur
eſt encore du nombre de ceux qui ont inoculé leurs enfans.

On voit que l'inoculation a beaucoup de partiſans au delà
des Alpes, il ne lui manquoit plus que des théologiens pour
apologiſtes. J'ai cité les témoignages de pluſieurs habiles
doćteurs proteſtans en ſa faveur; l'évêque de *Worceſter*, M.ʳˢ *Some*,
Doddrige, *Chais*, l'univerſité de *Bâle*, & j'ai remarqué que

dans le cas préfent leur autorité ne doit rien perdre de fon poids auprès des catholiques, puifque les principes des proteftans, ou ne diffèrent pas en ce point des nôtres, ou qu'ils n'en diffèrent qu'en ce qu'ils donnent plus de prifes aux argumens tirés des décrets de la providence. J'ai de plus allégué l'approbation d'un inquifiteur de *Venife*, donnée à l'ouvrage de *Pilarini*, celle de l'inquifiteur d'*Avignon* imprimée à la fuite de mon premier mémoire, celle des neuf docteurs de Sorbonne confultés en 1723 par M. *de la Cofte*, le premier zélateur de l'inoculation en France *, la feconde traduction italienne de mon mémoire qui fe vend publiquement à *Rome* ; l'extrait dans le journal romain d'un livre intitulé, *L'Inoculation pratiquée dans l'État eccléfiaftique*. Si tout cela ne fuffit pas pour les confciences fcrupuleufes, voici un fameux théologien catholique d'une morale févère, le P. *Berti*, auguftin de *Florence*, qui, confulté par M. le cardinal *Corfini* fur la queftion de l'inoculation, conclud pour l'affirmative. Cette confultation que j'ai entre les mains eft du 30 décembre 1756. J'en ai vu depuis plufieurs autres pareilles. C'en eft plus qu'il n'en faut pour répondre à l'objection théologique qui paroît aujourd'hui abandonnée des adverfaires de l'inoculation. Comment ceux qui prétendent qu'employer ce préfervatif c'eft s'oppofer aux décrets de la providence, permettent-ils de fuir le mauvais air dans un temps d'épidémie ?

Cette objection rebatue & victorieufement réfutée, eft néanmoins encore celle que propofe avec le plus de confiance l'auteur anonyme de deux differtations morales & théologiques imprimées à *Rome* en 1757 en italien. Cet ouvrage eft une invective violente & continuelle contre l'inoculation, par un auteur peu inftruit, qui traite de fables les faits les plus notoires & les plus authentiques en France & en Angleterre, entr'autres l'inoculation des fix criminels à *Londres* en 1722, enfin que la prévention aveugle au point qu'il foutient que l'inoculation fait périr plus de malades que la petite vérole

* *Voy.* la lettre de M. *de la Cofte* à M. *Dodart* : Recueil des pièces fur l'Inoculation, chez *Deffaint* & *Saillant*, *Paris*, 1756.

naturelle. Je ne fache pas que perfonne ait daigné répondre férieufement à cette déclamation *.

AUTRICHE. M. le baron *Van - Swieten*, appelé de Hollande par fon mérite, pour remplir la place de premier médecin de leurs majeftés impériales, guidé par fon amour pour l'humanité, fe propofoit d'introduire l'ufage de l'Inoculation dans les États de la maifon d'Autriche, d'où un zèle plus ardent qu'éclairé femble lui fermer l'entrée. Il m'écrivoit il y a un an qu'il n'attendoit que le printemps pour en faire des expériences. L'exécution d'un projet fi digne d'un premier médecin, a depuis été troublée, ou du moins fufpendue. Peut-être eft-ce l'effet d'un ouvrage publié l'année dernière, fous le titre de *Queftions fur l'Ino-culation*, par M. *de Haën*, Confeiller-aulique de L. M. I. profeffeur en l'univerfité de *Vienne* en Autriche. Son auteur, qui paroît plein de candeur & de probité, protefte qu'il aura pour celui qui levera fes doutes une reconnoiffance éternelle : je ne me flatte pas de la mériter à ce prix ; mais il me permettra de le tenter. En lui répondant, je réponds à tous ceux qui, dans leurs objections, cherchent comme lui la vérité.

Le temps deftiné à la lecture publique de ce mémoire, ne me permet pas de répondre au long à M *de Haën*, j'en-treprends feulement de fatisfaire fommairement à fes quatre queftions & d'examiner un fait fur lequel il s'appuie, & qui, fût-il auffi vrai qu'il eft douteux, ne diminueroit pas d'une dix millième partie les avantages de l'Inoculation.

Voici les quatre queftions de M. *de Haën*.

Q U E S T I O N I.

Si l'Inoculation eft permife par la loi divine !

R É P O N S E.

Sans être théologien, j'ofe répondre affirmativement. M. *de Haën* conviendra, & tous les docteurs catholiques & pro-teftans s'accordent en ce point, que notre vie eft un dépôt, à la confervation duquel nous fommes obligés en confcience

* On la dit d'un religieux Carme.

de veiller; donc si ce dépôt court risque de nous être enlevé, nous devons, par tous les moyens que la prudence peut suggérer, le mettre à l'abri de l'invasion : or il est évidemment prouvé par les faits que l'Inoculation est le moyen le plus efficace pour conserver ce dépôt ; *donc l'Inoculation est permise par la loi divine.* Quant à ceux qui ne peuvent en juger par eux-mêmes ou s'en fier à leurs lumières, j'ai cité des théologiens de toutes les communions qui approuvent ce moyen & l'autorisent : que faut-il de plus pour rassurer les consciences les plus scrupuleuses ?

QUESTION II.

Si par l'Inoculation on conserve plus de vies qu'en laissant agir la Nature !

RÉPONSE.

M.rs *Jurin* & *Scheuchzer* ont démontré, dans les transactions philosophiques, que la petite vérole naturelle, année commune, enlève au moins un malade sur sept de ceux qu'elle attaque *. Les listes publiques de l'hôpital fondé à *Londres* en 1747, pour la cure des petites véroles, prouvent que dans les quatre années expirées le 21 décembre 1755, il est mort un malade au moins sur cinq de la petite vérole naturelle, & seulement un sur cinq cents quatre-vingt-treize de l'inoculée. Les plus ardens adversaires de cette pratique n'ont jamais fait monter qu'à un sur quarante-neuf ou cinquante le nombre des morts de l'Inoculation pratiquée dans les commencemens, sans précaution & sans choix des sujets, avant que la méthode fut perfectionnée. *Donc,* quelque supposition que l'on fasse, *on conserve par l'inoculation beaucoup plus de vies qu'en laissant agir la Nature.*

QUESTION III.

S'il est bien certain que presque tous les hommes doivent avoir la petite vérole tôt ou tard.

RÉPONSE.

Oui, sans doute, presque tous : & peut-être tous, sans exception;

* Même 1 sur 6 & sur 5. *Rec. de pièces, &c.* Paris, 1756, *p. 62 & suiv.*

s'ils vivent aſſez long-temps pour l'attendre. En voici la preuve.

1.° Quelqu'avancé qu'on ſoit en âge, on n'eſt pas ſûr d'être exempt de la petite vérole: les exemples de gens qui l'ont eue, à quatre-vingts ans, ne ſont pas rares à *Paris* ni à la cour, & j'ai connoiſſance d'une péizanne qui paya ce tribut à l'âge de quatre-vingt-treize ans ſans en mourir.

2.° Si l'on examine avec attention ceux qui ſont perſuadés qu'ils n'ont jamais eu cette maladie; on en trouvera parmi eux un aſſez bon nombre, qui en portent les marques & qui ſans doute l'ont eue daus leur enfance ou à la mamelle. Il eſt ordinaire aux nourrices de n'en point avertir les parens, dans la crainte qu'elles ont de voir appeler un médecin.

3.° Il y a des enfans qui ont eu la petite vérole dans le ſein de leur mère: on ne s'en ſeroit jamais douté ſi quelques-uns n'en euſſent aporté les marques en venant au monde. Ne peut-il pas y en avoir d'autres, en plus grand nombre, dont les marques ſe ſont effacées avant la naiſſance? Qui peut répondre qu'il n'eſt pas de ce nombre parmi ceux qui ſe croient ſûrs de n'avoir jamais eu cette maladie?

4.° M. *de Haën* n'ignore pas ſans doute qu'il y a des petites véroles ſans éruption extérieure: *morbus varioloſus ſine variolis*, dit Boheraave. Sans être médecin, j'en ſais pluſieurs exemples, & de diverſes eſpèces.

Deux ſœurs, âgées de quatorze ou quinze ans, & qui craignoient beaucoup la petite vérole, en ſentirent en même temps les premières atteintes. Le médecin leur promit qu'elles n'en ſeroient point marquées. Il les fit mettre au lit & couvrir extraordinairement juſqu'au cou, en multipliant les couvertures: il fit approcher leurs lits de la fenêtre, qu'il ordonna de laiſſer ouverte pendant le temps de l'éruption: elles eurent un grand nombre de boutons depuis les pieds juſqu'à la gorge, & peu ou point au viſage.

De deux jeunes gens de même âge, & proches parens, élevés enſemble, l'un fut attaqué de la petite vérole, & l'eut très-complète: peu de jours après, l'autre éprouva les mêmes ſymptômes,

à

à l'éruption près ; il fut dangereusement malade, il eut des éva-cuations abondantes, qu'on entretint en suivant l'indication de la nature : il guérit sans avoir eu une seule pustule sur le corps.

Mme la comtesse de P. attaquée de la petite vérole, déclara bien sérieusement qu'elle aimoit mieux mourir que d'en être marquée. Quelqu'un lui dit qu'il y avoit un moyen pour ne l'être pas, sans lui dissimuler que ce moyen étoit fort dangereux : elle n'hésita pas à l'embrasser. L'éruption étoit avancée : on étoit dans l'arrière - saison : elle s'alla promener dans son jardin en s'exposant à l'air froid. La petite vérole rentra : la malade fut traitée en conséquence : elle fut très-mal, mais en réchappa. La maladie se termina par une diarrhée.

Je vois dans l'histoire des maladies épidémiques de l'année 1754, par M. *Malouin* *, un fait à peu près semblable : une petite vérole rentrée par accident le quatrième jour de l'érup-tion, & dont la malade se tira heureusement.

On voit des inoculés, chez qui la suppuration des plaies artificielles tient lieu d'éruption , & leur petite vérole n'en est pas moins réelle ; puisque la matière qui coule des incisions, étant inoculée, communique la petite vérole sous sa forme ordinaire. L'éruption ni les pustules ne font donc essentielles ni à la petite vérole naturelle ni à l'artificielle ; & peut-être l'art parviendra-t-il un jour à faire ce qu'ont espéré, ce qu'ont même tenté *Boerhaave* & *Lobb ;* je veux dire de changer la forme extérieure de cette maladie, sans en augmenter le danger.

Les petites véroles sans éruption, que *Boerhaave* a connues, font peut-être plus fréquentes qu'on ne pense. En ce cas, les gardes, les chirurgiens, les médecins mêmes, à moins d'une grande expérience , peuvent s'y méprendre. Il est plus aisé de ne pas reconnoître pour petite vérole, une maladie dépouillée de son caractère le plus apparent, qui est l'éruption, que de prendre pour petite vérole réelle une maladie cutanée, qui n'a de commun avec la vraie petite vérole que les premiers symptômes, & qui en diffère essentiellement d'ailleurs, dans ses effets, son progrès & sa durée ; & cette erreur n'est pas sans exemple.

* Mémoires de l'académie 1754, *page 506.*

M

Voilà bien des moyens d'avoir une petite vérole méconnoiſſable, & propres à perſuader qu'on ne l'a jamais eue. On peut donc ſoutenir, avec beaucoup de vraiſemblance, que tous les hommes, ſans exception, ſont deſtinés à avoir cette maladie, comme tous les chevaux ſont ſujets à la gourme, & qu'il n'y a d'hommes exempts de la petite vérole que ceux qui ne vivent pas aſſez long-temps pour l'attendre. En voici une nouvelle preuve qui approche de la démonſtration.

Près de la moitié des enfans ſuccombe ſous les maladies de l'enfance avant que d'avoir la petite vérole *(a)*: ce qu'il s'en faut de la moitié, eſt abondamment compenſé par ceux qui meurent plus avancés en âge, ſoit d'accident ou de diverſes maladies, avant que d'avoir payé le tribut à la petite vérole. Il eſt donc très-apparent que la moitié des hommes meurt avant que d'avoir eu cette maladie. Mais elle enlève la quatorzième partie au moins du genre humain : donc de quatorze hommes *(b)* qui naiſſent, ſept mourront avant que d'avoir eu la petite vérole, & l'un des ſept ſurvivans en ſera la victime. Or cette victime ne peut être immolée que ſix autres ne ſoient frappées, puiſque nous ne ſuppoſons ce fléau mortel qu'à un malade ſur ſept : donc tout ce qui ne meurt pas avant d'avoir eu la petite vérole eſt ſujet à cette épreuve : donc tous les hommes ont la petite vérole, quand ils ne meurent pas d'une mort prématurée, &, à plus forte raiſon, *preſque tous les hommes :* ce qui eſt la queſtion de M. *de Haën.*

Les détracteurs de l'inoculation ne s'aperçoivent pas qu'ils ſuppoſent deux choſes contradictoires, en prétendant d'une part qu'un très-grand nombre d'hommes n'a jamais la petite vérole, & de l'autre, que cette maladie n'eſt pas fort dangereuſe. Plus ils ſuppoſent de gens exempts, moins il en reſtera

---

(a) M. *Jurin* a trouvé qu'à *Londres* il meurt les deux premières années trois cents quatre-vingt-ſix enfans par mille des maladies de l'enfance, la plupart ſans avoir eu la petite vérole. Lettre de M. *Jurin* à M. *Caleb-Coteſworth.* Recueil de pièces déjà cité, *Paris, 1756.*

(b) Voyez *ibid.* le réſultat des tables de M. *Jurin* pour quarante-deux ans, confirmé par la liſte de vingt-trois autres années, dans l'ouvrage hollandois déjà cité, des médecins & chirurgiens de *Rotterdam.*

pour payer le tribut fatal, mais conftant, d'un quatorzième de l'efpèce humaine. Puifque de quatorze perfonnes qui naiffent il en meurt une de la petite vérole, il eft clair que fi treize en étoient exemptes, la quatorzième, qui-feule l'auroit, en mourroit infailliblement. Cette maladie feroit donc toujours mortelle: ce qui eft vifiblement faux. Réciproquement; fi de quatorze petites véroles une feule étoit funefte, chaque mort de cette maladie, fuppofant alors quatorze malades, il faudroit, pour remplir ce nombre, que tous les hommes fans exception, euffent la petite vérole: ce qui n'eft pas moins faux. Accordez-vous donc avec vous-même, dirai-je à nos adverfaires, & choififfez entre deux fuppofitions incompatibles. Si la petite vérole eft moins commune que je n'ai fuppofé, convenez qu'elle eft d'autant plus meurtrière pour le petit nombre de ceux qui l'ont. Si la petite vérole eft rarement mortelle, avouez que prefque perfonne n'en eft exempt. Apelez-nous bourreaux, forcénés, impies ; dites-nous tant d'injures qu'il vous plaira: mais ne dites pas des abfurdités.

QUESTION IV.

S'il eft hors de tout doute que l'inoculation fuivie ou non de la petite vérole, en met à l'abri pour le refte de la vie!

RÉPONSE.

J'ai fatisfait au long à cette queftion dans mon premier mémoire ; M. *de Haën* me permettra de l'y renvoyer : je répète feulement ici qu'aucun exemple avéré n'a, depuis près de quarante ans, prouvé que, lorfque l'inoculation a produit fon effet, foit en communiquant la petite vérole fous fa forme ordinaire, foit par une fuppuration abondante des incifions, la même perfonne ait repris la maladie. Quant à ceux fur lefquels l'opération ne produit aucun effet, elle les laiffe au même état où elle les a pris. Il eft feulement très-probable, fi l'opération a été bien faite, que le virus variolique, porté dans leurs veines, n'ayant pu fermenter avec leur fang, ils font pour toujours à l'abri d'une pareille fermentation,

Dès les premiers temps où l'inoculation s'eſt établie en Angleterre, on a cité des exemples d'inoculés qui avoient repris la petite vérole. Tous ces faits diſcutés contradictoirement ont été convaincus de faux par les docteurs *Jurin* & *Nettleton (a)*. De pareils bruits ſe ſont renouvellés en Hollande, au ſujet des inoculés de Mrs *Tronchin* & *Schwenke;* on articuloit, on cir- conſtancioit pluſieurs récidives. On prétendoit que M. *Schwenke* avoit inoculé la même perſonne juſqu'à ſept fois; on publioit que ſes inoculés étoient à l'article de la mort: on citoit des témoins oculaires, qui depuis ont nié hautement les faits *(b)*. Quant aux prétendues rechutes après l'inoculation, le ſeul fon- dement qu'aient eu ces bruits, ce ſont certaines éruptions cutanées tout-à-fait différentes de la petite vérole, dont celle-ci ne garantit point, & qui peuvent indifféremment la précéder ou la ſuivre; mais qui s'annoncent par des ſymptômes communs à ces éruptions & à la petite vérole ordinaire. La différence eſſentielle & caractériſtique entre cette eſpèce d'éruption & la vraie petite vérole eſt, que les puſtules de la première ſont claires, tranſparentes, remplies de ſéroſités, qu'elles s'affaiſſent & ſe ſèchent le troiſième jour ſans ſuppuration. Cette maladie eſt connue & caractériſée il y a plus d'un ſiècle en France, en Allemagne, en Angleterre & en Italie. Elle a été décrite, avant que l'on connut l'inoculation dans nos climats, & diſtinguée de la petite vérole, ſous les noms de *vérolette, petite vérole lym- phatique, ſéreuſe, criſtalline, volante, fauſſe petite vérole, &c.* Les allemans la nomment *ſhefh blattern* (puſtules de brebis); les anglois, *chiken pox, ſwin pox* (puſtules de poulet ou de porc); les italiens, *ravaglioni, morviglioni:* mais tous, ſans exception, donnent d'autres noms à la vraie petite vérole, & s'accordent à en faire une maladie abſolument différente de celle-ci, qui n'eſt nullement dangereuſe. Par tout péis, des chirurgiens, des apothicaires, & même des médecins peu expérimentés, ont quelquefois pris celle-ci pour la vraie petite vérole. Telle fut à *la Haye* celle du jeune baron *de Tork,* qui ne garda la chambre

(a) Analyſis of inoculation, by Kirkpatrick, p. 121.
(b) Bibliothèque angloiſe, *Septembre, Octobre 1756.*

que deux jours, & qui pour détruire les bruits qu'on faisoit courir, donna la relation de sa maladie dans le journal déjà cité.

M. *de Haën* est trop grand médecin, pour avoir pris le change en pareil cas, & de trop bonne foi, pour se prévaloir de tels exemples; mais il insiste sur un fait qui lui paroît décisif & péremptoire; un fait dont tout *Constantinople* fut témoin, & de plus attesté par M. *Mackensie*, médecin sage & clair-voyant.

Cocona Timoni, fille du fameux *Émanuel Timoni*, médecin du grand Seigneur, & le premier qui ait fait connoître l'ino-culation dans l'Europe occidentale, mourut à *Constantinople* en 1741, à l'âge de vingt-quatre ans, de la petite vérole natu-relle, après avoir été, dit-on, inoculée par son père dans son enfance. Dira-t-on qu'elle est morte d'une éruption cristalline ou fausse petite vérole, qui n'est jamais dangereuse? Non sans doute : il est certain que cette fille prit la petite vérole par contagion de sa jeune sœur & qu'elle en mourut. Le témoi-gnage respectable de M. *Mackensie* ne porte que sur sa mort, qui n'est pas contestée : quant à son inoculation, antérieure de plus de vingt-trois ans, il n'a pu que répéter ce qu'il en a ouï dire sur les lieux. Je n'ai rien négligé pour éclaircir toutes les circonstances de ce fait. J'ai dit dans les premières éditions de ce mémoire, que l'inoculation n'avoit point été faite par le père, alors absent : qu'on avoit même de fortes raisons de croire que les ordres qu'il avoit laissés en partant pour inoculer sa fille avoient été mal exécutés : que le frère de la demoiselle, interprète de S. M. B. que j'avois connu à *Constantinople* en 1731, à qui j'avois écrit trois fois & envoyé un mémoire de questions, ne m'avoit point répondu : que M. *Porter*, am-bassadeur actuel d'Angleterre à la Porte ottomane, après avoir fait des informations, avoit écrit au docteur *Maty*, que le témoi-gnage du fait de l'inoculation de la fille de *Timoni* étoit très-douteux *(J'ajoute que M. Porter, cette même année 1763, au mois de juillet, m'a confirmé la même chose à Londres)* : que M. *Cardone*, secrétaire-interprète de la bibliothèque du roi, qui étoit enfant de langue à *Constantinople* dans le temps où cette jeune

perſonne mourut, m'avoit aſſuré que le fait de ſon inoculation n'a-
voit pu même alors être bien conſtaté, & que ceux de la famille
qui l'avoient avancé, ſe retranchoient à dire que cette opération
avoit été mal faite & n'avoit pas eu ſon effet. C'étoit en 1758
que je m'exprimois ainſi; mais à la fin de l'année ſuivante je
reçus de nouveaux éclairciſſemens, par une lettre du 2 juillet
précédent, du frère de la demoiſelle, avec le duplicata de ſa première réponſe du 2 octobre 1758, qu'il m'avoit adreſſée par
Vienne, & qui ne m'étoit pas parvenue. En voici l'extrait.

« *Cocona Timoni*, née au mois de juillet 1717, fut ino-
» culée au mois de décembre ſuivant à l'âge de ſix mois, par
» ordre de ſon père, qui étoit alors à *Andrinople* avec la cour otto-
» mane. L'opération fut faite à un ſeul bras par un apothicaire
» de *Scio*: *l'inciſion ne laiſſa point de cicatrice, mais ſeulement une*
» *petite marque comme celle d'une ſaignée*. L'onzième jour après
» l'opération, ſa mère voyant qu'il ne paroiſſoit aucun ſymptôme
» ni mal-aiſe, fit échauffer la chambre: vers le ſoir il parut dix
» petits boutons diſperſés par tout le corps, dont un un peu plus
» grand, à la nuque; mais ſa mère, (*dont M. Timoni tient cette*
» *relation*) n'ayant alors que quinze ans, *n'a pu faire aucune*
» *obſervation, ſi l'opération a été ſuivie d'une éruption à la peau, ou*
» *ſi la plaie s'eſt d'abord ſéchée*. Il s'eſt informé de pluſieurs gens
» du péis, médecins & autres: tous lui ont dit n'avoir jamais
» vu un pareil accident, qui certainement ne ſeroit pas unique,
» ſi les perſonnes inoculées étoient ſujettes à avoir deux fois la
» petite vérole: Apparemment *(ajoute-t-il)* l'apothicaire, qui
» étoit novice dans cette opération, avoit mal fait l'inciſion.
» L'oncle paternel de M. *Timoni*, âgé de quatre-vingt-cinq ans
» *(en 1758)*, attribue toute la faute à cet apothicaire, qui paſſoit
» pour yvrogne, & qui *peut-être avoit pris pour faire l'opération,*
» *la matière d'une fauſſe petite vérole* ».

M. *Angelo Timoni* finit ſa lettre, en me diſant « que depuis
» deux ans il a fait inoculer aux deux bras, & par un médecin,
» cinq de ſes enfans à la fois, dont l'aîné avoit ſix ans; que le
» plus jeune, qui n'avoit que quarante jours, eſt le ſeul ſur qui
» l'opération n'a pas eu ſon effet; qu'auſſitôt qu'il s'en aperçut,

il le fit féparer des autres, & qu'il compte le faire inoculer de «
nouveau quand il fera un peu plus avancé en âge : qu'au refte «
la méthode de l'infertion eft toujours fort pratiquée à *Conftan-* «
tinople, fur-tout parmi les grecs ». On voit par cette lettre, qu'il
n'y a dans cette affaire que la mère de témoin oculaire ; mais
d'un fait qui s'eft paffé il y a plus de quarante ans : qu'elle
n'avoit alors que quinze ans, & qu'elle ne fe rappelle pas les
circonftances les plus effentielles, puifqu'elle avoue qu'*elle n'a
pas remarqué fi l'opération avoit été fuivie d'une éruption à la
peau ou fi la plaie s'étoit d'abord féchée.*

Par cette feule circonftance, le témoignage de la mère qui
d'ailleurs eft unique, doit perdre beaucoup de fa force. Il y a
beaucoup d'apparence que les dix petites marques qu'elle crut
apercevoir éparfes fur tout le corps de l'enfant, qui n'éprouvoit
aucun mal-aife l'onzième jour, marques que l'on prit pour des
boutons, n'étoient que des élevures ou rougeurs, caufées par la
grande chaleur qu'on avoit excitée à deffein *, dans la chambre,
& non une éruption variolique, d'autant plus que les deux
incifions, qui pour l'ordinaire fuppurent abondamment, forment
une efcare & laiffent une cicatrice très-fenfible, laifsèrent à
peine une petite marque femblable à celle d'une faignée.

Plufieurs épidémies, dont *Cocona Timoni* brava le danger
depuis 1717 jufqu'en 1741, diffipèrent probablement les
doutes qui reftoient à la mère fur la réalité de la petite vérole
de fa fille, & lui perfuadèrent qu'elle n'avoit plus rien à craindre
de cette maladie. On ne peut cependant difculper entièrement
la mère, d'avoir dans ces circonftances permis, que fa fille gardât
fa jeune fœur du fecond lit, pendant fa petite vérole, & qu'elle
la mit coucher avec elle. Il eft très-vraifemblable que la confcience de la mère lui reproche cette imprudence ; ce qui ne
peut manquer de rendre fon témoignage un peu fufpeƈt fur les
faits qui pourroient la juftifier, vu fur-tout la difficulté de s'en
rappeler le fouvenir après quarante ans d'intervalle.

Quant à la mort de la demoifelle *Hybfch* à *Conftantinople*,
citée par M. *Cantwel* dans fa lettre à un avocat en 1757,

* J'ai lû quelque chofe de femblable dans la differtation de M. *Cantwel.*

avec des circonſtances pareilles à celles de la mort de *Cocona Timoni ;* c'eſt le même fait que nous venons d'examiner : ſi ce n'eſt que M. *Cantwel* déſigne *Cocona Timoni* ſous le nom de *Hybſch ,* qui eſt celui du ſecond mari de ſa mère, veuve du docteur *Emanuel Timoni.* M. *Cantwel* donne encore à *Cocona* le nom de *Hybſch* en 1758, dans ſon *Tableau de la petite vérole, p. 211 ;* mais il convient que c'eſt une mépriſe dans une note à la fin de ſa traduction des queſtions de M. *de Haën,* qu'il a jointes à ſa diſſertation *(a).*

On voit à quoi ſe réduit l'unique fait que peuvent alléguer les ant'inoculiſtes , avec quelque apparence de droit, pour prouver que l'Inoculation ne préſerve pas infailliblement d'une ſeconde petite vérole.

Tous les autres faits de même nature, cités avec le plus de confiance & à la ſource deſquels on a pu remonter, ont été prouvés faux *(b) ,* je le répète. Telle eſt l'impoſture du nommé *Jones ,* confondue par M. *Jurin ,* & dont le docteur *Kirkpatrick* rapporte les preuves *(c).* Telles ſont les calomnies réfutées par le docteur *Nettleton (d)* & le docteur *Schwenke (e) ,* comme la prétendue rechute du baron de *Tork (f).* Tel eſt le fait du lord *Lincoln ,* démenti publiquement par ſon frère *(g) ;* & ceux des lords *Inchiquin* & *Montjoie ,* l'un & l'autre fauſſement ſuppoſés morts de l'Inoculation, eux dont les familles ſont encore dans la douleur de ne les avoir pas fait inoculer. Tels ſont , ou peu s'en faut, les hiſtoires des lords *Plunket , Preſton , de Graſſion ,*

(a) Le détail précédent ſervira de réponſe & d'éclairciſſement à l'objection que me fait M. *Tiſſot* dans ſa lettre à M. de *Haën, Lauzanne ,* 1759, où il s'étonne que je révoque en doute l'inoculation de *Cocona Timoni ,* & que j'aſſure qu'au moins elle ne fut pas inoculée par ſon père. Au reſte, en diſant qu'on avoit fait deux hiſtoires d'une ſeule, je n'ai point imputé cette erreur à M. de *Haën ,* qui n'a parlé que de la mort de *Cocona Timoni.*

(b) Voyez ci-deſſus , *pages 69 & 70 ,* le texte & les notes.

(c) Kirkpatrick , page 123, *Recueil de pièces ,&c.* Paris, 1756, p. 128.

(d) Même recueil , page 118 ; *Kirkpatrick ,* page 121.

(e) Voy. ci-deſſus , page 94.

(f) Ibid.

(g) Année littér. 1755, *tome V,* page 266. Journal étranger , *février* 1756 , p. 127 & ſuiv.

Kanouet

Kanouet (a), noms imaginaires, difparus ainfi que les précédens, de la differtation refondue fous un nouveau titre, & groffie du texte latin & de la paraphrafe françoife des queftions de M. *de Haën*. Cependant l'auteur du *Tableau de la petite vérole*, en fupprimant dans cet ouvrage plufieurs faits convaincus de faux, renvoie fes lecteurs à fa première differtation, qu'il ne rétracte point & dans laquelle il les donne pour vrais.

Quoique *Chirac, Boerhaave & Mead*, nos Efculapes modernes, après cinquante ans de pratique dans des villes, telles que *Paris, Amfterdam & Londres*, aient déclaré n'avoir jamais vu de feconde petite vérole dans un même fujet, j'en conclus feulement que le cas eft fort rare : mais en voyant que tous les médecins de *Londres* s'accordent à foutenir que depuis quarante ans ils ne connoiffent pas un feul exemple de rechute après l'Inoculation, quand elle a produit fon effet ; & d'un autre côté, que les ant'inoculiftes , malgré l'ardeur & la conftance de leurs recherches, n'ont cité jufqu'à préfent, à cet égard, que des faits faux ou très-fufpects, je ne puis les admettre pour vrais. Après tout, à quoi bon difputer fur ce point; comme fi le fort de l'inoculation en dépendoit. Voyons feulement de combien cette poffibilité fuppofée augmente le rifque de l'opération.

Parmi les faits qu'on nous oppofe, je reçois comme vrais tous ceux dont la fauffeté n'eft pas évidemment prouvée; ce feront trois ou quatre rechutes fur plus de deux cents mille inoculations, que l'on compte depuis quarante ans, dans les feuls États de la couronne britannique *(b)* : je ne parle pas des millions d'inoculés, depuis plufieurs fiècles, à la Chine, dans l'Inde, en Turquie & en Afrique. Sur cinquante mille inoculations, il y aura donc une rechute à craindre; j'en fuppofe une fur dix mille, pour faire meilleure compofition à nos adverfaires.

(a) Année littér. 1755, *tome V*, page 266 ; & Journal britannique, *février 1756.*

(b) Le docteur *Maty, Journal britannique, mars & avril 1754*, p. 394, eftime que le total des liftes d'inoculations du D.ʳ *Kirkpatrick*, montant à 9308, ne contiennent pas, à beaucoup près, la vingtième partie de celles qui ont été faites dans les feuls États de la grande Bretagne. Et depuis 1754 leur nombre s'eft beaucoup augmenté.

Cette feconde petite vérole doit naturellement être moins dangereufe que la première; mais je veux que le péril des deux foit égal: de fept rechutes, une fera donc mortelle. Or fur dix mille inoculations j'accorde une récidive: donc il faudra fept fois dix mille inoculations pour qu'il y ait fept récidives, dont une foit funefte: ainfi fur foixante-dix mille inoculés, fept auront une feconde petite vérole, & de ces fept un mourra.

J'entens s'écrier *on peut mourir d'une rechute; donc l'Inoculation eft inutile*, & quelques-uns de nos adverfaires ont donné cette conclufion par écrit: voici la mienne. Donc le danger de la rechute, fuppofé réel, rend l'Inoculation inutile à 1 fur 70000.

Quoi! vous faviez, leur dirai-je, que la petite vérole artificielle pouvoit, par un malheureux hazard, devenir funefte à un fur quatre cents, peut-être à un fur trois cents; vous étiez même obligé d'avouer qu'en fuppofant qu'il en mourût un de cent, l'inoculé hazardoit encore dix fois moins que s'il attendoit la petite vérole naturelle: & parce qu'on vient vous annoncer la poffibilité d'une rechute, qui peut augmenter le rifque d'une foixante-dix millième partie, l'Inoculation, felon vous, perdra tous fes avantages! Puis-je vous croire affez déraifonnable pour tirer férieufement une pareille conféquence? Croirai-je que vous en avez fenti l'abfurdité, mais que vous avez efpéré qu'elle échapperoit à vos lecteurs? Je ne veux foupçonner ni vos lumières ni votre bonne foi, mais donnez-m'en au moins les moyens.

***

Je me fuis abftenu d'ajouter au préfent mémoire (imprimé en 1763) un grand nombre de faits intéreffans qui concernent l'hiftoire de l'Inoculation, mais poftérieurs à l'année 1758, date de cet écrit: j'ai cru qu'ils trouveroient mieux leur place ailleurs; ainfi que la réponfe à des objections préfentées fous un nouvel afpect & rendues plus fpécieufes.

Pour me renfermer dans les bornes prefcrites à nos lectures publiques, j'avois abrégé ce mémoire; & c'eft ainfi qu'il a paru dans les éditions de *Genève* & d'*Avignon*. Je le donne ici plus étendu, & tel que je l'ai lû dans nos affemblées particulières, à un article près, que j'en ai retranché pour le tranfporter dans le premier mémoire, auquel il appartenoit plus naturellement. Cinq ou fix lignes du texte de celui-ci, qui ne peuvent fe rapporter à la date de 1758, font diftinguées par le caractère italique & par des parenthèfes.